W Helen

OS CONCEITOS FUNDAMENTAIS DA FARMACOVIGILÂNCIA

W Helen

OS CONCEITOS FUNDAMENTAIS DA FARMACOVIGILÂNCIA

ScienciaScripts

Imprint

Any brand names and product names mentioned in this book are subject to trademark, brand or patent protection and are trademarks or registered trademarks of their respective holders. The use of brand names, product names, common names, trade names, product descriptions etc. even without a particular marking in this work is in no way to be construed to mean that such names may be regarded as unrestricted in respect of trademark and brand protection legislation and could thus be used by anyone.

Cover image: www.ingimage.com

This book is a translation from the original published under ISBN 978-620-8-01167-3.

Publisher:
Sciencia Scripts
is a trademark of
Dodo Books Indian Ocean Ltd. and OmniScriptum S.R.L publishing group

120 High Road, East Finchley, London, N2 9ED, United Kingdom
Str. Armeneasca 28/1, office 1, Chisinau MD-2012, Republic of Moldova, Europe
Printed at: see last page
ISBN: 978-620-8-14420-3

OS CONCEITOS FUNDAMENTAIS DA FARMACOVIGILÂNCIA

DR.W.HELEN, PHARM.D.,(PHD)

PROFESSOR ASSISTENTE DO DEPARTAMENTO DE PRÁTICA FARMACÊUTICA

FACULDADE DE FARMÁCIA

INSTITUTO BHARATH DE ENSINO SUPERIOR E INVESTIGAÇÃO (BIHER) CHENNAI, ÍNDIA

ÍNDICE DE CONTEÚDOS

CAPÍTULO 1
FARMACOVIGILÂNCIA - INTRODUÇÃO

História e desenvolvimento da Farmacovigilância

A Farmacovigilância (FV) é definida pela Comissão Europeia (UE) como o "Processo e ciência de monitorizar a segurança dos medicamentos e tomar medidas para reduzir os riscos e aumentar os benefícios dos medicamentos". Os sistemas internacionais de PV têm como objetivo monitorizar a relação risco/benefício dos medicamentos, bem como melhorar a segurança dos doentes e a sua qualidade de vida. As actividades de PV incluem: recolha e gestão de dados sobre a segurança dos medicamentos, análise de relatórios de casos individuais para detetar novos "sinais", gestão proactiva dos riscos para minimizar qualquer risco potencial associado à utilização de medicamentos, comunicação e informação das partes interessadas e dos doentes. Esta vigilância pós-comercialização sem descontinuidades, que tem como principal objetivo proteger o público, permite que as AC (Autoridades de Controlo) alterem - com base em sinais recém-descobertos - o Resumo das Caraterísticas do Medicamento (RCM), publicado pelo Titular da Autorização de Introdução no Mercado (TAIM) para qualquer novo medicamento aquando da sua primeira introdução no mercado. As raízes etimológicas da palavra "farmacovigilância" são: Pharmakon (grego) = substância medicinal, e Vigilia (latim) = vigiar.

3

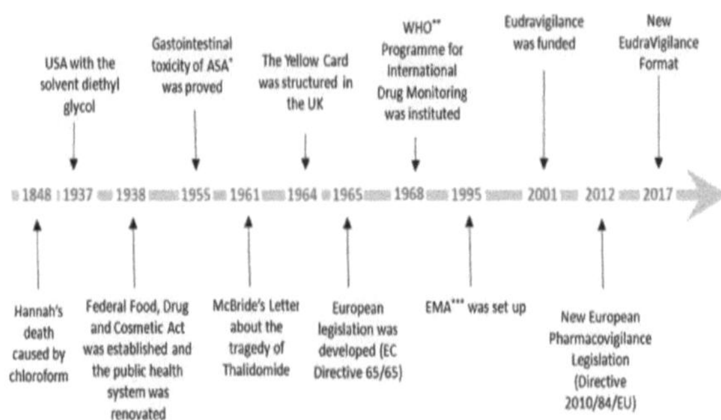

Figura 1. Linha cronológica da evolução histórica da Farmacovigilância.

***AAS: ácido acetilsalicílico; **OMS: Organização Mundial de Saúde;
***EMA: Agência Europeia de Medicamentos**

Excluímos intencionalmente uma parte dos escândalos (por exemplo, os inibidores da ciclo-oxigenase tipo 2 devido a reacções adversas cardiovasculares), porque se deveram principalmente a campanhas de marketing incorrectas ou a campanhas de informação inadequadas por parte das empresas farmacêuticas. A história da farmacovigilância começou há 169 anos, em 29 de janeiro de 1848, quando uma jovem rapariga (Hannah Greener) do norte de Inglaterra morreu depois de ter recebido anestesia com clorofórmio antes da remoção de uma unha infetada. Sir James Simpson tinha descoberto que o clorofórmio era um anestésico mais seguro e poderoso, e introduziu-o na prática clínica. As causas da morte de Hannah foram investigadas para perceber o que lhe tinha acontecido, mas foi impossível identificar o que a matou. Na sequência de outras mortes e de alertas levantados pelos clínicos e pelo público sobre a segurança da anestesia, a revista The Lancet criou uma comissão para se ocupar deste problema. A comissão exortou os médicos ingleses, incluindo o médico das colónias, a reportar as mortes causadas pela anestesia. Os resultados foram publicados no The Lancet em 1893. O US Federal Food and Drug Act foi criado em 30 de junho de 1906 e estabeleceu que os medicamentos devem ser puros e livres de qualquer contaminação. Além disso, em 1911, esta organização proibiu

4

as falsas indicações terapêuticas dos medicamentos. Em 1937, registaram-se 107 mortes nos EUA, devido ao uso de elixir de sulfanilamida, contendo dietilglicol como solvente. Este solvente foi considerado a causa das mortes, mas as empresas fabricantes não tinham conhecimento da sua toxicidade na altura. Consequentemente, em 1938, foi criado o Federal Food, Drug and Cosmetic Act, cujo objetivo era renovar o sistema de saúde pública. De facto, o novo sistema previa que a segurança dos medicamentos deveria ser demonstrada antes da sua aprovação no mercado e introduziu a possibilidade de realizar inspecções às fábricas. Em 1938, Douthwaite supôs que o ácido acetilsalicílico (AAS) podia provocar melena. O estudo da toxicidade gastrointestinal do AAS apresentou resultados diferentes. No entanto, em 1955, ficou provado que o AAS pode causar doenças gastrointestinais e, por conseguinte, está atualmente contraindicado em doentes com úlceras gastrointestinais. Em 1961, ocorreu uma grande mudança na farmacovigilância europeia após a tragédia da talidomida. O Dr. McBride, um médico australiano, escreveu uma carta ao editor do Lancet Journal, na qual sugeria uma ligação entre a malformação congénita dos bebés e a talidomida. De facto, ele observou que a incidência de malformações congénitas de bebés (1,5%) tinha aumentado até 20% em mulheres que tinham tomado talidomida durante a gravidez. Ao mesmo tempo, durante uma Convenção Pediátrica na Alemanha, o Dr. Lenz sugeriu uma correlação entre malformações e talidomida e sua suspeita foi publicada num jornal alemão (Welt am Sonnatag). Em 1973, um estudo retrospetivo mostrou a correlação entre as malformações congénitas de bebés e a ingestão de talidomida durante a gravidez. Nos EUA, a tragédia da talidomida não foi observada, porque o Dr. Kelsey mostrou fortes dúvidas sobre a segurança da talidomida durante a gravidez. A tragédia da talidomida trouxe à luz muitos problemas e questões críticas, em particular, a fiabilidade dos testes em animais, o comportamento da empresa industrial, e a importância de monitorizar os medicamentos após a sua comercialização. Em particular, esta tragédia muda o sistema de

Farmacovigilância, porque a notificação espontânea de reacções adversas a medicamentos tornou-se sistemática, organizada e regulamentada. Esta carta já continha todos os elementos necessários para gerar uma notificação espontânea e para estabelecer uma relação de causa-efeito entre o evento adverso e o medicamento. Em 1964, o "Yellow card" (YC) foi estruturado no Reino Unido. O YC é um formulário específico para compilar uma notificação espontânea de toxicidade de um medicamento. Nos EUA (1962), foi aprovada a emenda que exigia dados sobre a segurança e a eficácia dos medicamentos antes da sua introdução no mercado. Em resultado desta alteração, os dados de segurança têm de incluir também o teste de teratogenicidade em três animais diferentes. Na Europa (1965), o desastre da talidomida estimulou o desenvolvimento de uma legislação europeia com a Diretiva CE 65/65. Em 1966, teve início um estudo-piloto do Programa Colaborativo de Vigilância de Medicamentos de Boston. Foi o primeiro grupo a efetuar investigações epidemiológicas para quantificar os potenciais efeitos adversos dos medicamentos utilizando a monitorização hospitalar e teve um papel essencial no desenvolvimento e aplicação de métodos de epidemiologia dos medicamentos. Em 1968, foi instituído o Programa Internacional de Monitorização de Medicamentos da OMS, no qual participaram dez membros (Austrália, Reino Unido, EUA, Alemanha, Canadá, Irlanda, Suécia, Dinamarca, Nova Zelândia e Países Baixos). A Itália participou neste programa em 1975. Entre 1968 e 1982, foram realizados muitos estudos sobre reacções adversas a medicamentos observadas. Em 1992, foi financiada a Sociedade Europeia de Farmacovigilância (ESoP), que se transformou na Sociedade Internacional de Farmacovigilância (IsoP). Os objectivos desta sociedade eram promover a farmacovigilância e melhorar todos os aspectos da utilização segura e adequada dos medicamentos. Em 1995, foi criada a Agência Europeia de Medicamentos (EMA). Em 2001, foi financiada a EudraVigilance. É a base de dados oficial europeia para gerir e analisar informações sobre suspeitas de reacções adversas a medicamentos autorizados para comercialização ou em estudo em ensaios clínicos europeus. Uma grande mudança na farmacovigilância europeia foi observada com a nova legislação (Diretiva 2010/84/UE), em 2012.

As principais alterações da nova legislação foram as seguintes

• Alteração da definição de reacções adversas a medicamentos (RAM);

• Maior envolvimento dos doentes e dos cidadãos nas actividades de farmacovigilância;

• Reforço da base de dados Eudravigilance, que contém as notificações de suspeitas de reacções comunicadas por todos os Estados-Membros da UE;

• Aumentar a transparência e a atualidade de informações importantes sobre problemas de farmacovigilância;

• Obrigação de "controlo adicional" para os produtos constantes da lista específica mantida pela EMA;

• Possibilidade de impor estudos suplementares de segurança e/ou eficácia aos certificados de autorização de introdução no mercado no momento da concessão da confiança;

• Criação, na EMA, do Comité de Avaliação do Risco de Farmacovigilância (PRAC).

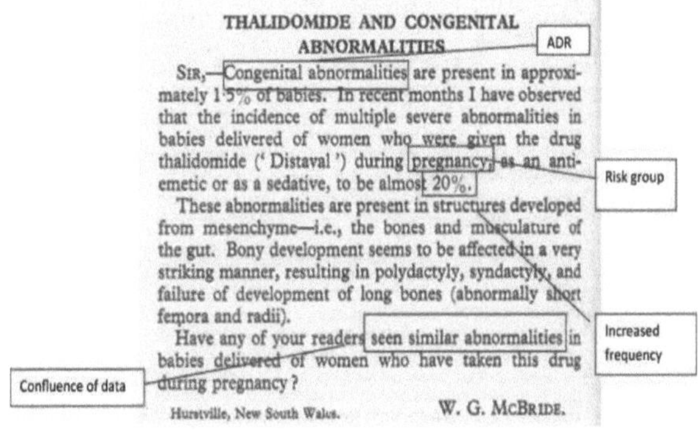

Figura 2. A carta de McBride e os elementos importantes para gerar a denúncia espontânea

Em particular, a alteração mais relevante consiste na nova definição de RAM: "Uma reação a um medicamento que é nociva e não intencional". De facto, com esta definição passou a abranger-se qualquer acontecimento adverso na sequência da utilização de um medicamento, também os erros de medicação e as utilizações fora dos termos da autorização de introdução no mercado, incluindo o uso indevido e abusivo do medicamento. Para além disso, a nova legislação estabelece medidas para facilitar a realização da PV, denominadas Boas Práticas de Farmacovigilância (BPF). O guia de boas práticas de farmacovigilância divide-se em duas categorias: módulos que abrangem os principais processos de farmacovigilância e considerações específicas sobre produtos ou populações. Esta última categoria está disponível para as vacinas e os medicamentos biológicos. Estas diretrizes incluem também capítulos especiais dedicados a áreas específicas, nomeadamente a gravidez e o aleitamento (P III) e a população geriátrica (PV). Em novembro de 2017, foi lançado o novo formato EudraVigilance; em particular, as autorizações de introdução no mercado terão acesso alargado à base de dados EudraVigilance para apoiar o cumprimento das suas obrigações de farmacovigilância. Estas obrigações incluem a monitorização contínua dos dados da EudraVigilance e a comunicação de sinais validados à Agência e às autoridades reguladoras nacionais, tal como previsto no Regulamento de Execução (UE) n.º 520/20121 da Comissão.

CAPÍTULO 2
IMPORTÂNCIA DO CONTROLO DE SEGURANÇA DOS MEDICAMENTOS

Prática comum na monitorização da segurança
1. Partes interessadas no controlo da segurança PATROCINADOR

Os promotores dos ensaios clínicos, normalmente empresas farmacêuticas, são responsáveis pelo desenvolvimento do protocolo do ensaio clínico. O protocolo descreve todos os aspectos da investigação, incluindo a fundamentação da experiência, os objectivos, a população do ensaio com critérios de inclusão e exclusão pormenorizados, a administração das terapias experimentais, os procedimentos do ensaio, as normas de recolha de dados, os parâmetros e a dimensão da amostra. O protocolo também especifica os procedimentos de notificação de segurança, nomeadamente os requisitos para a notificação rápida de acontecimentos adversos graves. O Formulário de Consentimento Informado (FCI) é utilizado para divulgar informações actualizadas sobre o medicamento experimental e sobre os procedimentos, riscos e benefícios para os sujeitos que participam no ensaio clínico. O consentimento informado é uma parte vital do processo de investigação. Para além do protocolo e do CIF, os promotores são responsáveis pela criação e manutenção de bases de dados clínicas para os dados recolhidos no ensaio. Os Formulários de Relato de Caso (CRFs) são concebidos pelo promotor como ferramentas de recolha de dados. Estas ferramentas baseiam-se cada vez mais em módulos electrónicos de recolha de dados através da Internet, em vez da tradicional via em papel. Com acesso a todos os dados acumulados, os promotores são obrigados a comunicar atempadamente as principais informações de segurança a todas as partes interessadas. Os sujeitos são doentes ou voluntários saudáveis que concordam em participar num ensaio clínico e que assinaram o CIF. Juntamente com outras informações, o CIF

9

fornece informações de segurança importantes para que os sujeitos possam tomar uma decisão informada sobre a sua participação no ensaio. O consentimento informado deve ser dado livremente, sem coação, e deve basear-se numa compreensão clara do que implica a participação. Ao darem o seu consentimento, os participantes permitem que os investigadores recolham informações de saúde e medidas corporais de acordo com o protocolo. Embora os participantes sejam encorajados a seguir o protocolo até à conclusão do ensaio, podem desistir em qualquer altura. Não precisam de dar uma razão para retirar o consentimento. Num ensaio clínico de fase 1, quando o medicamento é utilizado pela primeira vez em seres humanos, os voluntários saudáveis são compensados pelo seu tempo e disponibilidade para se exporem a riscos desconhecidos. Os ensaios de fases posteriores são maioritariamente realizados em doentes com a doença em causa, e os pagamentos a estes sujeitos pela sua participação são controversos. A principal preocupação prende-se com o facto de o pagamento poder ser coercivo ou servir de incentivo indevido, levando a um julgamento deficiente sobre a participação no ensaio.

INVESTIGADORES

Os investigadores são indivíduos qualificados, com formação e experiência para prestar cuidados médicos aos participantes no ensaio. Os investigadores identificam os potenciais participantes e informam-nos sobre a participação no ensaio para garantir que podem tomar uma decisão informada. Enquanto o ensaio está a decorrer, os investigadores devem aderir ao plano de tratamento do protocolo na prestação de cuidados. Observam, avaliam, gerem e documentam todos os efeitos do tratamento, incluindo a notificação de acontecimentos adversos. São responsáveis por notificar os seus conselhos de revisão institucionais e o promotor de quaisquer questões que constituam uma ameaça à segurança e ao bem-estar dos participantes no ensaio. Os investigadores são, em última análise, responsáveis pela condução do ensaio clínico e pela segurança dos participantes sob os seus cuidados.

COMITÉ DE ANÁLISE INSTITUCIONAL/COMITÉ DE ÉTICA

O Conselho de Revisão Institucional (IRB), também conhecido como comité de ética, está encarregado de proteger os direitos e o bem-estar dos sujeitos humanos recrutados para participar em protocolos de investigação realizados sob os auspícios da instituição à qual o IRB está afiliado. O IRB analisa todos os protocolos de ensaios clínicos que envolvem sujeitos humanos em que a instituição em causa está envolvida e tem autoridade para aprovar, desaprovar ou exigir alterações aos protocolos. Os IRBs têm ainda a responsabilidade de rever a investigação em curso para garantir a diligência contínua de que os sujeitos não são colocados em risco indevido e que dão consentimento informado e sem coação para a sua participação. A formação e educação dos investigadores da instituição que participam na investigação clínica é também da responsabilidade do IRB. Os membros de um IRB provêm geralmente de um vasto leque de disciplinas científicas e de comunidades académicas exteriores às quais a investigação está a ser realizada.

COMITÉ DE ACOMPANHAMENTO DOS DADOS E DA SEGURANÇA

O Conselho de Monitorização de Dados e Segurança (DSMB), também designado por Comité de Monitorização de Dados (DMC), é um comité de peritos, independente do promotor, nomeado para um ou mais ensaios clínicos. O mandato do DSMB é rever regularmente os dados acumulados do ensaio clínico para garantir a segurança contínua dos participantes actuais e dos que ainda vão ser incluídos. O DSMB pode rever os dados de eficácia em pontos intermédios pré-definidos para avaliar se existe uma evidência esmagadora de eficácia ou a falta dela, de tal forma que a equipoise clínica no início do ensaio já não se justifica. O DSMB tem a responsabilidade adicional de aconselhar o promotor relativamente à validade contínua e ao mérito científico do ensaio. Nem todos os ensaios clínicos requerem um DSMB formal. Os DSMBs são mais comuns em ensaios aleatórios duplamente cegos de fase 3. Os membros do DSMB incluem normalmente peritos em ensaios clínicos, incluindo médicos com a especialidade adequada, pelo menos um bioestatístico e possivelmente pessoas de outras disciplinas, como ética biomédica, ciências básicas/farmacologia ou direito.

AUTORIDADES REGULADORAS

Nos EUA, antes do início de um primeiro ensaio clínico em seres humanos, os promotores farmacêuticos devem apresentar um pedido de investigação de um novo medicamento (IND) à FDA, conforme exigido por lei. A FDA analisa o IND (normalmente no prazo de 30 dias de calendário) em termos de segurança, para garantir que os sujeitos da investigação não serão sujeitos a um risco excessivo. Em 2010, a FDA emitiu orientações para patrocinadores e investigadores sobre os requisitos de comunicação de segurança para medicamentos humanos e produtos biológicos que estão a ser investigados ao abrigo de um IND e para medicamentos que são objeto de estudos de biodisponibilidade (BA) e bioequivalência (BE) que estão isentos dos requisitos do IND. As diretrizes fornecem as expectativas da agência relativamente à revisão, avaliação e apresentação atempadas de informações de segurança relevantes e úteis e implementam definições e normas de comunicação harmonizadas a nível internacional. A Agência Europeia de Medicamentos (EMA) é o equivalente da FDA na União Europeia. A agência tem vários comités científicos que efectuam a avaliação dos pedidos das empresas farmacêuticas. Noutras partes do mundo, as autoridades reguladoras têm mandatos semelhantes, mas podem funcionar ao abrigo de leis e regulamentos locais diferentes.

COMUNIDADE MÉDICA E PACIENTES

Os ensaios clínicos geram dados que contribuem para o conjunto de conhecimentos sobre o tratamento e a doença que beneficiam a comunidade médica em geral e, em última análise, os doentes. As informações sobre a segurança de um produto podem ser informativas para outros profissionais que utilizam uma classe de agentes semelhante. Em 1997, o Congresso dos EUA aprovou a Lei de Modernização dos Alimentos e Medicamentos (FDAMA), exigindo o registo dos ensaios clínicos. Como resultado, foi criado o sítio ClinicalTrials.gov. O sítio Web foi expandido em 2007, depois de o Congresso ter aprovado a Lei de Emendas à Administração de Alimentos e Medicamentos (FDAAA), que exigia o registo de mais tipos de ensaios. Em setembro de 2008, conforme exigido pela FDAAA 801, o ClinicalTrials.gov começou a permitir que os patrocinadores e os investigadores principais apresentassem os resultados dos estudos clínicos. A apresentação de informações sobre acontecimentos adversos era opcional quando a base de dados de resultados foi lançada e tornou-se obrigatória em setembro de 2009. A obrigatoriedade de registo dos ensaios clínicos e a divulgação dos resultados dos ensaios são conquistas significativas para o avanço da ciência e para o aumento da transparência na investigação clínica.

COMUNICAÇÃO DE INFORMAÇÕES DE SEGURANÇA ENTRE AS PARTES INTERESSADAS

A comunicação atempada entre as várias partes interessadas é fundamental para garantir a segurança dos participantes nos ensaios clínicos. Os promotores de ensaios clínicos são responsáveis por monitorizar os participantes de forma adequada, incluindo a exigência de acompanhamento a longo prazo, conforme apropriado. O protocolo (incluindo o ICF) especifica os pormenores das avaliações, a frequência e a duração do seguimento. Além disso, a maioria dos promotores farmacêuticos dispõe de Procedimentos Operativos Normalizados (PON) para recolher, processar, rever, avaliar, notificar e comunicar os dados de segurança acumulados, a fim de garantir uma abordagem sistemática da vigilância e monitorização da segurança. Em geral, a informação de segurança, incluindo acontecimentos adversos e resultados laboratoriais, é comunicada a um promotor pelos investigadores que estão a realizar o ensaio clínico. No entanto, as informações de segurança podem provir de fontes exteriores ao ensaio clínico imediato. O promotor é obrigado a rever prontamente toda a informação relevante para a segurança do medicamento e a atualizar os participantes, os investigadores, os CRI e as autoridades reguladoras sobre quaisquer novos riscos associados à utilização do medicamento experimental que surjam do ensaio clínico ou de outras fontes. A alteração do protocolo do ensaio clínico é uma forma de implementar as alterações processuais que são necessárias tendo em conta a informação de segurança actualizada. Outra forma de comunicar a informação de segurança em evolução é através da atualização periódica da Brochura do Investigador (BI). A BI é uma compilação dos dados clínicos e não clínicos sobre o medicamento experimental que são relevantes para o estudo do medicamento em seres humanos. O seu objetivo é fornecer aos investigadores e a outras pessoas envolvidas no ensaio informações que facilitem a sua compreensão dos fundamentos e a sua conformidade com muitas caraterísticas-chave do protocolo, tais como a dose, a frequência/intervalo da dose, os métodos de administração e os procedimentos de monitorização da segurança. A BI deve ser revista pelo menos uma vez por ano e revista conforme necessário, em conformidade com os procedimentos escritos do promotor e com os requisitos locais. Uma nova descoberta de segurança que represente um risco significativo para os participantes no estudo deve ser comunicada imediatamente aos investigadores, juntamente com uma atualização da BI e, possivelmente, do protocolo e da CIF. No caso de ensaios em que existam DSMBs, os promotores devem também comunicar as descobertas de segurança significativas aos DSMBs utilizados para supervisionar ensaios clínicos do mesmo medicamento ou de medicamentos experimentais semelhantes. Noutras situações, os DSMBs podem estar na posse de informação crítica de segurança e terão de seguir a carta do DSMB e o protocolo para fazer recomendações ao promotor relativamente às suas conclusões de segurança e se o ensaio deve continuar como planeado. O objetivo da monitorização da segurança em ensaios clínicos é identificar, avaliar, minimizar e gerir adequadamente os riscos. Na Europa, os Planos de Gestão de Risco (PGRs) são exigidos pela EMA como parte do processo de aprovação de medicamentos. Um PGR inclui um resumo dos riscos importantes identificados do medicamento, riscos potenciais e informação em falta, que serve de base a um plano de ação para actividades de farmacovigilância e minimização de riscos. O grupo de trabalho do CIOMS VI recomendou a criação de uma Equipa de Gestão da Segurança (EGS) multidisciplinar no seio da organização patrocinadora, responsável pela vigilância da segurança e pela tomada de decisões sobre as actividades de gestão e minimização dos riscos. A EGS é responsável pela coordenação de todas as actividades relacionadas com a segurança que envolvam a avaliação quantitativa dos riscos, a deteção de sinais e a identificação de acontecimentos adversos de especial interesse (AESI). Para ensaios em fases anteriores sem DSMBs, os promotores podem optar por nomear uma equipa interna multifuncional de revisão de dados, afastada das operações diárias diretas do ensaio relacionadas com o medicamento experimental, para realizar uma revisão contínua dos dados de segurança. O grupo de trabalho do CIOMS VI aprovou a utilização da Informação Fundamental de Segurança do Desenvolvimento (DCSI) como resumo dos problemas de segurança identificados para um medicamento experimental. Recomendou-se que as DCSI fizessem parte da BI que define a lista de suspeitas de reacções adversas. Os problemas de segurança ou reacções adversas a medicamentos contidos neste documento devem ser considerados "esperados" para efeitos de notificação regulamentar. Apenas as suspeitas de reacções adversas a medicamentos que sejam simultaneamente graves e inesperadas estão sujeitas a uma notificação rápida de casos às autoridades regulamentares em sete (fatais ou com risco de vida) ou 15 dias de calendário. Existem terminologias ligeiramente diferentes, incluindo Suspected Unexpected Serious Drug Reaction (SUSAR) ou Serious Unexpected Suspected Drug Reaction. Contrariamente à notificação rápida e rotineira de casos às autoridades regulamentares, o grupo de trabalho do CIOMS VI recomendou que os promotores fornecessem actualizações periódicas do perfil benefício/risco em evolução e destacassem novas informações de segurança importantes para os investigadores participantes e os CRI. No entanto, nalgumas regiões, a comunicação expedita de casos aos investigadores e aos CRI continua a ser exigida pelos regulamentos locais. As autoridades reguladoras também exigem a comunicação de informações de segurança de forma agregada, em vez de casos individuais. Nos EUA, os regulamentos IND da FDA exigem relatórios IND anuais, que incluem informações de segurança agregadas ao longo de todo o programa de desenvolvimento de um medicamento experimental. O grupo de trabalho do CIOMS VI recomendou a definição de um único Relatório de Atualização da Segurança do Desenvolvimento (DSUR) para apresentação anual às entidades reguladoras. Para a apresentação de pedidos de autorização de introdução no mercado de novos medicamentos (NDA), os promotores agregam informações de segurança de todos os ensaios relevantes do medicamento para efetuar análises de segurança integradas em apoio ao pedido de autorização de introdução no mercado. A estrutura de dados comum que utiliza o SDTM (Standard Data Tabulation Model) definido pelo Clinical Data Interchange Standards Consortium (CDISC) facilitou muito a integração e a análise dos dados de segurança. Também permite que os promotores criem um armazém de dados de segurança para responder melhor a questões relacionadas com a segurança em todo o programa do medicamento. O planeamento antecipado proactivo das análises de segurança num Plano de Análise de Segurança do Programa (PSAP) e as análises de segurança agregadas periódicas foram recomendadas como práticas padrão da indústria. O PSAP é um documento vivo que constituirá a base para análises de segurança integradas numa NDA.

CAPÍTULO 3
PROGRAMA INTERNACIONAL DE CONTROLO DE MEDICAMENTOS DA OMS

Há mais de 30 anos que existe uma colaboração internacional na monitorização de reacções adversas a medicamentos, sob os auspícios da Organização Mundial de Saúde (OMS). O programa começou em 1968 como um projeto-piloto com a participação de 10 países. A intenção era desenvolver a colaboração internacional para facilitar a deteção de reacções adversas a medicamentos não reveladas durante os ensaios clínicos. Alguns anos mais tarde, a responsabilidade operacional pelos aspectos técnicos do programa e por um Centro de Colaboração da OMS para a Monitorização Internacional de Medicamentos foi transferida para Uppsala, atualmente designado por Centro de Monitorização de Uppsala (UMC). Atualmente, o sistema baseia-se no intercâmbio de informações sobre reacções adversas entre os centros nacionais de monitorização de medicamentos de 60 países. Coletivamente, estes centros fornecem anualmente mais de 150.000 a 200.000 relatórios individuais de reacções suspeitas de serem induzidas por medicamentos. A base de dados cumulativa que foi construída a partir destes relatórios inclui agora mais de 2 milhões de registos.

REPRESENTAÇÃO DE DADOS

Terminologias, classificações e vocabulário controlado. Num sistema informatizado de farmacovigilância, a informação deve ser registada de forma estruturada para permitir uma recuperação e análise fáceis e flexíveis dos dados. A informação que entra numa base de dados pode ser dividida em duas categorias principais: dados numéricos e dados alfabéticos (texto ou códigos). Os dados numéricos são normalmente o resultado de contagens ou medições e são registados como o número do que é contado ou a quantidade do que é

18

medido. A unidade de medida deve ser adicionada ao valor. Se for tomada a decisão de utilizar apenas uma unidade específica, a unidade não é registada. Os dados alfabéticos colocam um problema maior, na medida em que são normalmente mais complexos e difíceis de registar de forma sistemática. Alguns dados textuais enquadram-se em categorias naturais com divisões claras e um número limitado de entradas possíveis. No entanto, a coerência não é alcançada automaticamente, na medida em que existem muitas formas de exprimir a mesma coisa. Por conseguinte, a entrada de dados deve limitar-se a uma seleção a partir de uma lista que contenha apenas termos predefinidos e permitidos, expressos sob a forma de texto formatado ou de códigos. Uma terminologia é definida como um "conjunto de termos que representam o sistema de conceitos de um domínio temático particular". A forma mais simples de uma terminologia é uma enumeração direta de termos, geralmente listados por ordem alfabética (por exemplo, uma lista de países ou de formas de dosagem farmacêutica). Quando se trata de um número maior de termos, é preciso considerar se a lista pode ser organizada de maneira mais estruturada. Ao agrupar os termos e atribuí-los a classes ou categorias, pode formar-se uma classificação lógica. Se as classes puderem ser ordenadas umas acima das outras, a classificação pode ser estruturada de forma hierárquica. A vantagem de uma classificação hierárquica é que permite a utilização de diferentes níveis de precisão e de pormenor, tanto na introdução como na recuperação de dados. Uma complicação ocorre quando um termo pertence a mais do que uma classe. Há duas formas de lidar com esta situação: permitir a poli-hierarquia (ou seja, atribuir ou ligar termos a mais do que uma classe) ou escolher uma classe "preferida" para cada termo. A primeira estrutura pode ser útil para efeitos de recuperação (menos hipóteses de "perder" um termo); no entanto, na apresentação dos resultados dos cálculos, há que ter em conta o risco de o mesmo termo ser incluído em várias rubricas e, por conseguinte, contado mais do que uma vez. Com a segunda opção, este risco é eliminado. No entanto, este método é mais restritivo e deve ser objeto de orientações claras sobre o que deve ser incluído no sistema. Nem sempre é possível utilizar uma abordagem de vocabulário controlado - por vezes, a utilização de campos de texto livre é a opção preferida. Os campos de texto livre não estão limitados em termos da forma como a informação é expressa, podendo ser utilizado um grande número de caracteres. Permitem o armazenamento de informações úteis e pormenorizadas sob a forma de comentários e descrições narrativas. No entanto, os campos de texto livre são menos adequados para fins de recuperação ou para a apresentação de informações e devem ser utilizados como complemento, e não como substituto, dos campos formatados.

PROGRAMA DE FARMACOVIGILÂNCIA NA ÍNDIA

A Organização Mundial de Saúde (OMS) iniciou um programa de notificação de todas as reacções adversas provocadas por medicamentos. Uma maior sensibilização para as reacções adversas aos medicamentos resultou no aparecimento da prática e da ciência da farmacovigilância. A palavra farmacovigilância deriva da palavra grega pharmacon, que significa "medicamento", e da palavra latina vigilare, que significa "manter-se acordado ou alerta, vigiar". A farmacovigilância é definida como "a ciência farmacológica relacionada com o reconhecimento, a avaliação, a compreensão e a prevenção dos efeitos adversos, nomeadamente os efeitos adversos a longo e a curto prazo dos medicamentos". Após as fases de descoberta e pré-clínica, um medicamento é normalmente submetido a ensaios em voluntários humanos. Os ensaios clínicos são altamente regulamentados e monitorizados de perto pelos investigadores e pela empresa de fabrico. É um requisito regulamentar obrigatório comunicar todos os acontecimentos adversos num contexto de ensaio clínico num determinado período de tempo. No contexto dos ensaios clínicos, as "boas práticas clínicas" fizeram com que a farmacovigilância passasse de uma abordagem reactiva para uma abordagem proactiva. Existe um sistema robusto e bem definido de monitorização de acontecimentos adversos para avaliar a segurança dos medicamentos. A farmacovigilância desempenha várias funções, como a identificação, a quantificação e a documentação dos problemas relacionados com os medicamentos que são responsáveis por lesões relacionadas com os mesmos. A Índia é o segundo país mais populoso do mundo, com mais de mil milhões de potenciais consumidores de medicamentos. Embora a Índia participe no programa do Centro de Monitorização de Uppsala, a sua contribuição para esta base de dados é relativamente pequena. Este problema deve-se essencialmente à ausência de um sistema robusto de monitorização de reacções adversas a medicamentos e também à falta de sensibilização para os conceitos de notificação entre os profissionais de saúde indianos. Na Índia, é muito importante chamar a atenção da comunidade médica para a importância da notificação de reacções adversas a medicamentos, a fim de garantir o máximo de benefícios para a saúde e a segurança públicas. Para efeitos de notificação regulamentar, se um acontecimento for instintivamente notificado, mesmo que a relação seja misteriosa ou não declarada, corresponde à definição de reação adversa a medicamentos.

EVENTO ADVERSO

Um acontecimento adverso é qualquer ocorrência médica indesejável num doente a quem é administrado um medicamento e que não tem necessariamente uma relação causal com esse tratamento. As reacções adversas a medicamentos são respostas nocivas e não intencionais a um medicamento. Uma reação, em contraste com um acontecimento, caracteriza-se pelo facto de se supor que existe uma relação causal entre o medicamento e a ocorrência.

• Apresenta risco de vida (bem definido como um acontecimento em que o sujeito corria risco de morte no momento do acontecimento)

• Requer hospitalização em regime de internamento ou provoca o prolongamento da hospitalização existente

• Resulta numa incapacidade/incapacidade persistente ou significativa

• É uma anomalia congénita/defeito de nascença

• É um acontecimento médico importante (definido como um acontecimento médico que pode não ser imediatamente fatal ou resultar em morte ou hospitalização, mas que, com base num juízo médico e científico adequado, pode exigir uma intervenção para evitar um dos resultados graves acima referidos).

O exercício da farmacovigilância na Índia é organizado pela Comissão da Farmacopeia Indiana e conduzido pela Organização Central de Controlo das Normas sobre Medicamentos (CDSCO). A principal responsabilidade da IPC é manter e desenvolver a base de dados de farmacovigilância que consiste em todas as suspeitas de reacções adversas graves a medicamentos observadas. A Comissão da Farmacopeia Indiana (IPC) está a funcionar como um Centro de Coordenação Nacional (NCC) para o Programa de Farmacovigilância da Índia (PvPI). O Centro Nacional de Coordenação funciona sob a observação de um comité diretor que recomenda procedimentos e orientações para intervenções regulamentares. O principal dever do Centro Nacional de Coordenação é monitorizar todas as reacções adversas a medicamentos observadas na população indiana e desenvolver e manter a sua própria base de dados de farmacovigilância. Programa de farmacovigilância da Índia (PvPI) A Central Drugs Standard Control Organization (CDSCO), Direção-Geral dos Serviços de Saúde, sob a égide do Ministério da Saúde e do Bem-Estar Familiar, Governo da Índia, em associação com a Comissão da Farmacopeia Indiana, Ghaziabad, está a iniciar um programa de farmacovigilância a nível nacional para proteger a saúde dos doentes, prometendo a segurança dos medicamentos. O programa será coordenado pela Comissão da Farmacopeia Indiana, Ghaziabad, como Centro Nacional de Coordenação (NCC). O centro funcionará sob a supervisão de um comité diretor. O Programa de Farmacovigilância da Índia (PvPI) foi iniciado pelo Governo da Índia em 14 de julho de 2010, com o Instituto de Ciências Médicas de Toda a Índia (AIIMS), Nova Deli, como centro de coordenação nacional para a monitorização das reacções adversas a medicamentos (RAM) no país, a fim de proteger a saúde pública. Em 2010, foram criados 22 centros de monitorização das RAM, incluindo o AIIMS, em Nova Deli, no âmbito deste programa. Para salvaguardar a execução deste programa de uma forma mais eficaz, o Centro Nacional de Coordenação foi transferido do Instituto de Ciências Médicas de Toda a Índia (AIIMS), Nova Deli, para a Comissão da Farmacopeia Indiana, Ghaziabad, Uttar Pradesh, em 15 de abril de 2011. Antes do registo e da comercialização de um medicamento no país, a sua experiência em termos de segurança e eficácia baseia-se principalmente na utilização do medicamento em ensaios clínicos. Estes ensaios detectam principalmente reacções adversas comuns. Algumas reacções importantes, como as que demoram muito tempo a desenvolver-se ou as que ocorrem raramente, podem não ser detectadas nos ensaios clínicos. Além disso, as condições controladas em que os medicamentos são utilizados nos ensaios clínicos não reflectem necessariamente a forma como serão utilizados na prática. Para que um medicamento seja considerado seguro, os seus benefícios previsíveis devem ser superiores a quaisquer riscos associados de reacções nocivas. Assim, para obter um perfil de segurança completo do medicamento, é essencial um sistema de monitorização contínua pós-comercialização, ou seja, a farmacovigilância. A fim de avaliar a segurança dos medicamentos, a farmacovigilância utiliza informações provenientes de muitas fontes.

Estes incluem o mecanismo de notificação espontânea (RAM), a literatura médica publicada a nível mundial, as medidas tomadas pelas autoridades reguladoras noutros países, etc. Entretanto, as consequências sociais e económicas das reacções adversas a medicamentos são consideráveis e a relação custo/benefício é positiva quando se recorre a uma gestão adequada dos riscos (é necessário envolver os profissionais de saúde e o público em geral num programa bem estruturado para criar sinergias na monitorização das reacções adversas a medicamentos no país).

O objetivo do PvPI é recolher dados, processá-los e analisá-los e utilizar as inferências para recomendar intervenções regulamentares, além de comunicar os riscos aos profissionais de saúde e ao público. Missão: Salvaguardar a saúde da população indiana, assegurando que os benefícios da utilização de medicamentos superam os riscos associados à sua utilização.

VISÃO

Melhorar a segurança e o bem-estar dos doentes na população indiana através do controlo da segurança dos medicamentos, reduzindo assim o risco associado à utilização de medicamentos.

OBJECTIVOS

• Criar um sistema a nível nacional para a notificação da segurança dos doentes
• Identificar e analisar o novo sinal (ADR) a partir dos casos notificados
• Analisar a relação benefício-risco dos medicamentos comercializados
• Gerar informações baseadas em provas sobre a segurança dos medicamentos
• Apoiar as agências reguladoras no processo de tomada de decisões sobre a utilização de medicamentos

• Comunicar as informações de segurança sobre a utilização de medicamentos às várias partes interessadas para minimizar o risco

• Emergir como um centro nacional de excelência para actividades de farmacovigilância
• Colaborar com outros centros nacionais para o intercâmbio de informações e gestão de dados

• Para prestar formação e apoio de consultoria a outros centros nacionais de farmacovigilância localizados em todo o mundo.

IMPLEMENTAÇÃO DO PVPI

O IPC assumiu a necessidade de criar centros locais baseados em hospitais em todo o país para uma melhor segurança dos doentes. Era importante monitorizar os efeitos secundários dos medicamentos, tanto os conhecidos como os anteriormente desconhecidos, a fim de determinar quaisquer novas informações disponíveis em relação ao seu perfil de segurança. Num país enorme como a Índia, com uma população de mais de 1,2 mil milhões de habitantes e com uma grande variabilidade étnica, diferentes padrões de prevalência de doenças, prática de diferentes sistemas de medicamentos e diferentes estatutos socioeconómicos, era imperativo dispor de um programa de farmacovigilância e de monitorização da segurança dos medicamentos padronizado e sólido para a nação.

Objectivos a curto prazo

• Desenvolver e aplicar um sistema de farmacovigilância na Índia

• Inscrever, inicialmente, todas as faculdades de medicina aprovadas pela MCI no programa, abrangendo o norte, o sul, o leste e o oeste da Índia

• Incentivar os profissionais de saúde a notificar reacções adversas a medicamentos, vacinas, dispositivos médicos e produtos biológicos

• Recolha de relatórios de casos e dados

Objectivos a longo prazo

• Alargar o programa de farmacovigilância a todos os hospitais (públicos e privados) e centros de programas de saúde pública situados em toda a Índia

• Desenvolver e implementar um sistema eletrónico de apresentação de relatórios (e-reporting)

• Desenvolver uma cultura de comunicação entre os profissionais de saúde

• Tornar a notificação de RAM obrigatória para os profissionais de saúde

APLICAÇÃO DA FARMACOVIGILÂNCIA NA ÍNDIA

Estão a ser introduzidos muitos medicamentos novos no país, pelo que é necessário melhorar o sistema de farmacovigilância, a fim de proteger a população indiana de potenciais danos que possam ser causados por alguns dos novos medicamentos. No entanto, existem inúmeras questões e problemas que têm impedido a criação de um sistema de farmacovigilância sólido, que são descritos em seguida:

1. Os sistemas de farmacovigilância não estão bem financiados e sistematizados num país tão vasto como a Índia para servir os doentes e o público.

2. Os dados obtidos até à data nos centros zonais a partir de vários centros periféricos são frequentemente pobres e não estão bem analisados. Não existe investigação adequada sobre as RAM na Índia, pelo que a incidência exacta de RAM específicas é desconhecida.

3. O envolvimento dos profissionais de saúde (tanto nas zonas rurais como nas cidades e hospitais) e o conhecimento e motivação para a farmacovigilância são negligenciáveis. Há pouco incentivo por parte do departamento de saúde para dar mais formação e sensibilizar os profissionais para uma melhor notificação.

4. Na Índia, existem vários grupos de consumidores que incentivam os doentes a notificar quaisquer reacções adversas com que se deparem, embora não exista informação para que os doentes notifiquem as RAM diretamente à autoridade reguladora.

CAPÍTULO 4
MÉTODOS DE FARMACOVIGILÂNCIA

Métodos de farmacovigilância; Vigilância passiva:

• engloba todas as notificações espontâneas de EAAV

• dos prestadores de serviços de imunização / hospitais / doentes

• até aos níveis seguintes: estado/território, depois nacional (TGA) e depois global

Vigilância ativa:

• utilizado principalmente para a caraterização do perfil, taxas e factores de risco dos EAPV

• os condicionalismos logísticos e de recursos limitam uma aplicação alargada

• apenas para EAPV selecionados em instituições selecionadas (sítios sentinela)

• podem também ser efectuadas na comunidade (por exemplo, monitorização de eventos de coorte)

Estudos ad hoc:
• estudos epidemiológicos (por exemplo, estudo de coorte, estudo de caso-controlo, estudos de séries de casos)

• centrar-se em questões selecionadas de segurança das vacinas (por exemplo, testar hipóteses de causalidade)

• retrospetiva ou prospetiva

I. Vigilância passiva

a) Relatórios espontâneos

Uma notificação espontânea é uma comunicação voluntária feita por profissionais de saúde ou consumidores a uma empresa, autoridade reguladora ou outra organização que define uma ou mais reacções adversas a medicamentos (RAM) num doente a quem foi administrado um ou mais medicamentos e que não tem origem num estudo ou em qualquer esquema estruturado de recolha de dados. Desempenha um papel fundamental na identificação de sinais de segurança quando um medicamento é comercializado. Em várias ocorrências, as notificações espontâneas podem alertar uma empresa para acontecimentos adversos raros que não foram detectados em ensaios clínicos anteriores ou noutros estudos pré-comercialização. Podem também fornecer informações importantes sobre grupos de risco, factores de risco e caraterísticas clínicas de RAM graves conhecidas. Recentemente, começaram a ser utilizados métodos sistemáticos para o reconhecimento de sinais de segurança a partir de notificações espontâneas. Vários destes métodos estão em desenvolvimento estático e a sua utilidade para identificar sinais de segurança está a ser avaliada. Estes métodos incluem o cálculo do rácio de notificação proporcional, bem como a utilização de técnicas Bayesianas e outras para a deteção de sinais. As técnicas de extração de dados também têm sido utilizadas para examinar as interações medicamento-medicamento, mas estas técnicas devem ser sempre utilizadas em conjunto com, e não em vez de, análises de relatórios de casos únicos. As técnicas de extração de dados facilitam a avaliação dos relatórios espontâneos, utilizando métodos estatísticos para detetar potenciais sinais que merecem uma avaliação mais aprofundada. No entanto, esta ferramenta não quantifica a magnitude do risco, pelo que se deve ter cuidado ao comparar medicamentos. Além disso, quando se utilizam técnicas de extração de dados, deve ter-se em consideração o limiar estabelecido para a deteção de sinais, uma vez que este terá implicações na sensibilidade e especificidade do método (um limiar elevado está associado a uma especificidade elevada e a uma sensibilidade baixa). Os factores de confusão que influenciam a notificação de eventos adversos espontâneos não são eliminados da prospeção de dados. Os resultados da prospeção de dados devem, por conseguinte, ser interpretados tendo em conta as fragilidades do sistema de notificação espontânea e, mais especificamente, as grandes diferenças na taxa de notificação de RAM para diferentes medicamentos e os muitos enviesamentos potenciais inerentes à notificação espontânea. Todos os sinais devem ser avaliados, reconhecendo-se a possibilidade de falsos positivos. Além disso, a ausência de um sinal não significa que não exista um problema.

b) Série de casos

Uma série de relatos de casos pode fornecer sinais de uma associação entre um medicamento e um acontecimento adverso, mas são normalmente mais valiosos para produzir teorias do que para confirmar uma relação entre a exposição ao medicamento e o resultado.

c) Relatórios estimulados

Foram utilizados vários métodos para tranquilizar e simplificar a notificação pelos profissionais de saúde em circunstâncias definidas para novos produtos ou para períodos parciais. Estes sistemas incluem a notificação em linha de acontecimentos adversos e a motivação metódica da notificação de acontecimentos adversos com base num método pré-concebido. Embora se tenha demonstrado que estes métodos permitem melhorar a notificação, não são invulneráveis aos limites da vigilância passiva, nomeadamente à discriminação das notificações e à imperfeição da informação. Isto deve ser considerado como um procedimento de notificação espontânea de acontecimentos, pelo que os dados obtidos a partir da notificação estimulada não podem ser utilizados para estabelecer taxas de incidência precisas, mas as taxas de notificação podem ser projectadas

II) Vigilância ativa:

A vigilância ativa, em contraste com a vigilância passiva, procura determinar o número específico de acontecimentos adversos através de um processo pré-organizado constante. Em geral, é mais viável obter dados abrangentes sobre notificações de acontecimentos adversos discretos através de um sistema de vigilância ativa do que através de um sistema de notificação passiva.

a) Sítios sentinela:

A vigilância ativa pode ser conseguida através da revisão dos registos médicos ou da interrogação de doentes e/ou médicos numa secção de locais sentinela, a fim de garantir a recolha de dados exaustivos e precisos sobre os acontecimentos adversos notificados nesses locais. Os locais selecionados podem fornecer informações, tais como dados de subgrupos específicos de doentes, que não estariam acessíveis num sistema passivo de notificação espontânea. Os principais pontos fracos dos centros sentinela incluem dificuldades com o viés de seleção, um pequeno número de doentes e custos acrescidos. A vigilância ativa com sítios sentinela é mais eficaz para os medicamentos utilizados principalmente em contextos institucionais, como hospitais, lares de idosos e centros de hemodiálise. Os contextos institucionais podem utilizar determinados medicamentos com maior frequência e podem proporcionar um acordo para uma notificação entusiástica. A monitorização intensiva dos locais sentinela também pode ajudar a reconhecer os riscos entre os doentes que tomam medicamentos órfãos.

b) Monitorização de eventos médicos:

Trata-se de um processo de vigilância ativa da farmacovigilância. Os estudos que utilizam este processo são prospectivos e observacionais baseados em coortes. Para a monitorização de eventos de medicação, os doentes podem ser reconhecidos a partir de pedidos de seguro de saúde electrónicos ou automatizados. Uma única receita ou uma série de receitas pode ser composta durante o período de monitorização. Pode então ser enviado um questionário de acompanhamento a cada médico prescritor ou doente em intervalos pré-especificados para obter dados sobre os resultados. Os questionários podem incluir pedidos de dados sobre a demografia do doente, a indicação para o tratamento, a duração da terapêutica, a dosagem, os acontecimentos clínicos, as razões para a interrupção do tratamento e o historial aplicável. As restrições da monitorização de eventos médicos podem incluir as baixas taxas de resposta dos médicos e dos doentes.

c) Registos

Um registo é uma lista de doentes que apresentam o(s) mesmo(s) representante(s). Este representante pode ser uma doença (registo de doenças) ou uma exposição específica (registo de medicamentos). Ambos os tipos de registos, que variam apenas em função do tipo de dados dos doentes em causa, podem recolher uma série de informações utilizando questionários normalizados de forma prospetiva. Os registos de doenças, como os registos de discrasias sanguíneas, reacções cutâneas graves ou malformações congénitas, podem ajudar a recolher dados sobre a exposição a medicamentos e outros factores relacionados com uma condição clínica. Um registo de doenças também pode ser utilizado como um véu para um estudo de caso-controlo que associe a exposição a medicamentos de casos reconhecidos a partir do registo com controlos selecionados a partir de doentes com outra doença dentro do registo ou de doentes fora do registo. Os registos de exposição (a medicamentos) abordam as populações expostas aos medicamentos de interesse para determinar se um medicamento tem uma influência distinta neste grupo de doentes. Alguns registos de exposição (de medicamentos) abordam a exposição a medicamentos em populações específicas, como as mulheres grávidas. Os doentes podem ser seguidos ao longo do tempo e incluídos num estudo de coorte para recolher dados sobre acontecimentos adversos utilizando questionários padronizados. Os estudos de coorte única podem quantificar a incidência, mas, sem um grupo de comparação, não podem fornecer provas de associação. Este tipo de registo pode ser muito valioso quando se examina a segurança de um medicamento órfão indicado para uma doença específica. Os métodos epidemiológicos habituais são um componente fundamental na avaliação de acontecimentos adversos. Existem numerosos desenhos de estudos observacionais que são valiosos para validar sinais de notificações espontâneas, séries de casos ou monitorização de eventos medicamentosos. As mais importantes destas concepções são os estudos transversais, os estudos de caso-controlo e os estudos de coorte.

d) Estudo transversal (inquérito)

Os dados recolhidos sobre habitantes de doentes durante um determinado intervalo de tempo, independentemente da exposição ou do estado da doença, constituem um estudo transversal. Estes tipos de estudos são utilizados principalmente para recolher dados para inquéritos ou para análises ecológicas. A principal desvantagem dos estudos transversais é que a relação temporal entre a exposição e o resultado não pode ser diretamente abordada. Estes estudos são utilizados sobretudo para analisar a prevalência de uma doença num determinado momento ou para inspecionar tendências ao longo do tempo, quando é possível recolher dados relativos a vários momentos. Estes estudos também podem ser utilizados para observar a relação bruta entre a exposição e o resultado em análises ecológicas. Os estudos transversais são extremamente valiosos quando as exposições não se alteram ao longo do tempo.

e) Estudo de caso-controlo

Num estudo caso-controlo, são reconhecidos casos de doença (ou acontecimentos). Os controlos, ou doentes em que a doença ou acontecimento de interesse não ocorreu, são então cuidadosamente escolhidos a partir da população de origem que deu origem aos casos. Os controlos devem ser selecionados de forma a que a prevalência da exposição entre os controlos exemplifique a prevalência da exposição na população de origem. O estado de exposição dos dois grupos é então comparado utilizando o rácio de probabilidades, que é uma estimativa do risco relativo de doença nos dois grupos. Os doentes podem ser reconhecidos a partir de uma base de dados existente ou utilizando dados recolhidos de forma inequívoca para efeitos do estudo. Se se procurarem dados de segurança para populações especiais, os casos e os controlos podem ser estratificados de acordo com a população de interesse. No caso de acontecimentos adversos raros, as grandes bases de dados de base populacional existentes são um meio útil e eficiente de fornecer os dados necessários sobre a exposição ao medicamento e o resultado médico de forma relativamente rápida. Os estudos de caso-controlo são predominantemente úteis quando o objetivo é examinar se existe uma relação entre um medicamento (ou medicamentos) e um acontecimento adverso raro específico, bem como identificar factores de risco para acontecimentos adversos. Os factores de risco podem incluir condições, como a disfunção renal e hepática, que podem modificar a relação entre a exposição ao medicamento e o acontecimento adverso. Em determinadas condições, um estudo caso-controlo pode fornecer a taxa de incidência completa do acontecimento.

f) Estudo de coorte

Num estudo de coorte, uma população em risco de doença (ou acontecimento) é monitorizada ao longo do tempo para registar a ocorrência da doença (ou acontecimento). A informação sobre o estado de exposição está acessível durante o período de acompanhamento de cada doente. Um doente pode estar exposto a um medicamento num determinado momento durante o acompanhamento, mas não estar exposto noutro momento. Entretanto, a exposição da população durante o acompanhamento é reconhecida e as taxas de incidência podem ser calculadas. Em muitos estudos de coorte relativos à exposição a medicamentos, as coortes de avaliação de interesse são selecionadas com base na utilização de medicamentos e monitorizadas ao longo do tempo. Os estudos de coorte são úteis quando é necessário conhecer as taxas de incidência de acontecimentos adversos, para além dos riscos relativos. Os acontecimentos adversos múltiplos também podem ser analisados utilizando a mesma fonte de dados num estudo de coorte. Por outro lado, pode ser problemático recrutar um número adequado de doentes expostos ao medicamento de interesse ou estudar resultados muito raros. À semelhança dos estudos caso-controlo, os doentes em estudos de coorte podem ser reconhecidos a partir de grandes bases de dados automatizadas ou de dados recolhidos precisamente para o estudo em causa. Além disso, os estudos de coorte podem ser utilizados para analisar questões de segurança em populações especiais através de uma amostragem excessiva destes doentes ou através da estratificação da coorte, se for incluído um número adequado de doentes.

Existem numerosas bases de dados automatizadas que podem ser obtidas para estudos farmacoepidemiológicos.

São constituídas por bases de dados que contêm registos médicos automatizados ou sistemas automatizados de contabilidade/faturação. As bases de dados que são criadas a partir de sistemas de contabilidade/faturação podem estar ligadas a bases de dados de pedidos de farmácia e de pedidos de assistência médica. Estes conjuntos de dados podem conter milhões de pacientes. Consequentemente, são criados para fins administrativos ou de faturação; podem não conter todas as informações pormenorizadas e precisas necessárias para alguma investigação, como informações de diagnóstico autenticadas ou dados laboratoriais. Apesar de os registos médicos poderem ser utilizados para estabelecer e autenticar resultados de testes e diagnósticos médicos, é necessário conhecer os regulamentos em matéria de privacidade e proteção da vida privada que se aplicam aos registos médicos dos doentes.

g) Investigações clínicas orientadas:

Quando são identificados riscos significativos nos ensaios clínicos pré-aprovação, podem ser solicitados estudos clínicos adicionais para avaliar o mecanismo de ação da reação adversa. Em alguns casos, podem ser realizados estudos farmacodinâmicos e farmacocinéticos para definir se uma determinada instrução de dosagem pode colocar os doentes num risco acrescido de acontecimentos adversos. Além disso, com base nas propriedades farmacológicas e na utilização previsível do medicamento na prática geral, pode ser autorizada a realização de estudos específicos para analisar potenciais interações medicamentosas e interações alimentos-medicamentos. Estes estudos podem incluir estudos de farmacocinética populacional e monitorização da concentração do medicamento em doentes e voluntários normais. Uma desvantagem deste método é que a medida do resultado pode ser demasiado curta, o que pode ter influência na qualidade e na eventual utilidade dos resultados do ensaio. Os ensaios simplificados e de grandes dimensões consomem igualmente muitos recursos.

## III)	Estudos descritivos

Os estudos descritivos são uma componente vital da farmacovigilância, ainda que não para o reconhecimento ou autenticação de acontecimentos adversos relacionados com a exposição a medicamentos. Estes estudos são utilizados principalmente para obter a taxa circunstancial de acontecimentos resultantes e/ou para inaugurar a prevalência da utilização de medicamentos em populações específicas.

a) História natural da doença:

A disciplina da epidemiologia concentrou-se inicialmente na história natural da doença, incluindo as caraterísticas dos doentes e a disseminação da doença, em populações específicas, bem como na avaliação da incidência e prevalência de possíveis resultados de interesse. Estes resultados de interesse compreendem atualmente uma narrativa dos contornos do tratamento da doença e dos acontecimentos adversos. Os estudos que analisam factos precisos de acontecimentos adversos, tais como a taxa de incidência contextual ou os factores de risco para o acontecimento adverso de interesse, podem ajudar a colocar as notificações espontâneas em perspetiva.

b) Estudo de utilização de medicamentos:

Os estudos de utilização de medicamentos (DUS) definem a forma como um medicamento é comercializado, prescrito e utilizado numa população, e como estes factores afectam os resultados (incluindo os resultados clínicos, sociais e económicos). Estes estudos fornecem dados sobre populações definidas, como os idosos, as crianças ou os doentes com disfunção hepática ou renal, habitualmente estratificados por idade, sexo, medicação concomitante e outras caraterísticas. Pode ser utilizada para definir se um produto está a ser utilizado nestas populações. Tem sido utilizada para definir o efeito das acções regulamentares e da cortesia dos meios de comunicação social sobre a utilização de medicamentos, bem como para melhorar as avaliações do peso económico do custo dos medicamentos. Também pode ser utilizada para analisar a relação entre a prática clínica opcional e definitiva. Estes estudos podem ajudar a determinar se um medicamento é suscetível de ser utilizado de forma abusiva, verificando se os doentes estão a tomar doses excessivas ou se há indícios de duplicação incorrecta da prescrição. As principais limitações destes estudos podem incluir a ausência de dados de resultados clínicos ou de informações sobre a indicação de utilização de um produto.

ASPECTOS FUTUROS DA FARMACOVIGILÂNCIA NA ÍNDIA

Um sistema de farmacovigilância que funcione corretamente é vital para que os medicamentos sejam utilizados de forma segura. Este sistema será vantajoso para todas as partes, incluindo os profissionais de saúde, as autoridades reguladoras, as empresas farmacêuticas e os consumidores. Ajuda as empresas farmacêuticas a monitorizar os seus medicamentos em termos de risco e a conceber e aplicar planos de gestão de risco eficazes para salvar os seus medicamentos em circunstâncias difíceis. Tendo em conta os problemas e os desafios que se colocam ao desenvolvimento de um sistema de farmacovigilância sólido na Índia, podem ser apresentadas as seguintes propostas

1. Criação e manutenção de um sistema de farmacovigilância sólido.
2. Tornar obrigatória a notificação de farmacovigilância e introduzir inspecções de farmacovigilância.

3. Debates de alto nível com várias partes interessadas.
4. Reforçar o gabinete de controlo de medicamentos da Índia com avaliadores científicos e médicos formados para a farmacovigilância.

5. Criação de um formulário único de notificação de acontecimentos adversos

específico para cada país, a utilizar por todos.

6. Criação de uma base de dados de ensaios clínicos e pós-comercialização para SAEs / SUSARs e ADRs para deteção de sinais e acesso a todos os dados relevantes de várias partes interessadas.

7. Listar todos os novos medicamentos/indicações, mantendo uma base de dados normalizada para cada empresa farmacêutica.

8. Ensino e formação de estudantes de medicina, farmacêuticos e enfermeiros no domínio da farmacovigilância.

9. Colaboração com organizações de farmacovigilância no reforço da segurança dos medicamentos Com os avanços na tecnologia da informação, surgiram novas oportunidades para colaborações nacionais e internacionais que podem melhorar os programas de vigilância pós-marcação e aumentar a segurança dos medicamentos. Criação de uma rede de farmacovigilância e de farmacopeidemiologistas na Índia.

CAPÍTULO 5

ORGANIZAÇÃO E OBJECTIVO DA ICH

•O ICH é o conselho/conferência internacional para a harmonização dos requisitos técnicos para o registo de produtos farmacêuticos para uso humano.

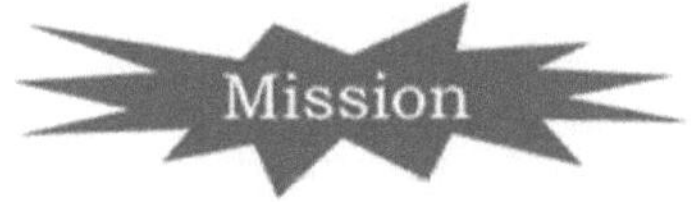

A ICH teve origem em 1990 e evoluiu gradualmente para responder aos desenvolvimentos cada vez mais globais no sector farmacêutico.

MEMBRO DA ICH

•Representantes de 6 partes que representam os organismos reguladores e a indústria baseada na investigação na UE, Japão e EUA.

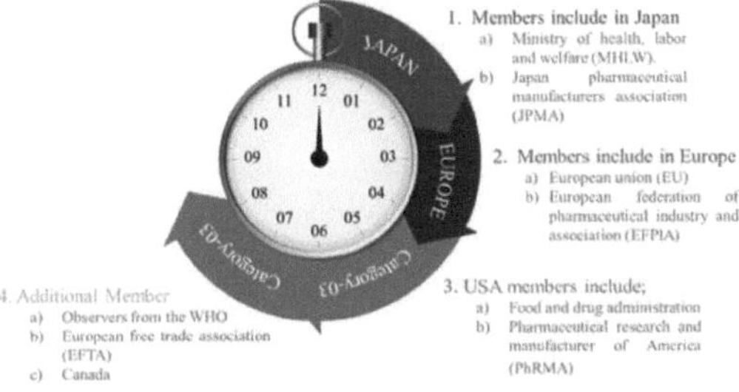

QUE ORGANIZAÇÃO

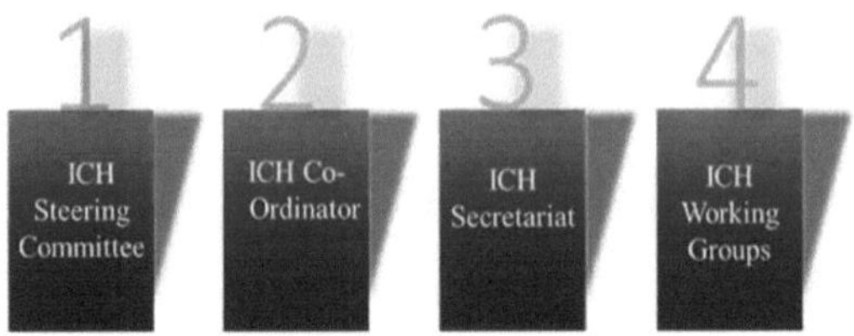

1. Comité Diretivo da CIH

• Cada uma das 6 partes da CIH tem 2 lugares no comité diretor da CIH.

• A função deste órgão inclui;

a) Rege a CIH

b) Determina as políticas e tem assento na direção da CIH

c) Selecionar o tópico para harmonização

d) Acompanha a evolução das iniciativas de harmonização.

2. Co-ordenador da CIH

• Ajuda no controlo e funcionamento da CIH.

• Os coordenadores são nomeados por cada um dos 6 partidos.

• Actua como principal ponto de contacto com o secretariado da CIH.

3. Secretariado da CIH

• A função principal inclui;

a) Preparar a documentação da reunião do comité diretor.

b) Coordenar a preparação das reuniões dos grupos de trabalho e de discussão.

4. Grupos de trabalho da CIH

• O comité de direção aprovará a criação de três grupos de trabalho;

a) Grupo de peritos (EWG)

b) Grupo de trabalho de implementação (IWG)

c) Grupo de trabalho informal

5. Funcionamento da CIH

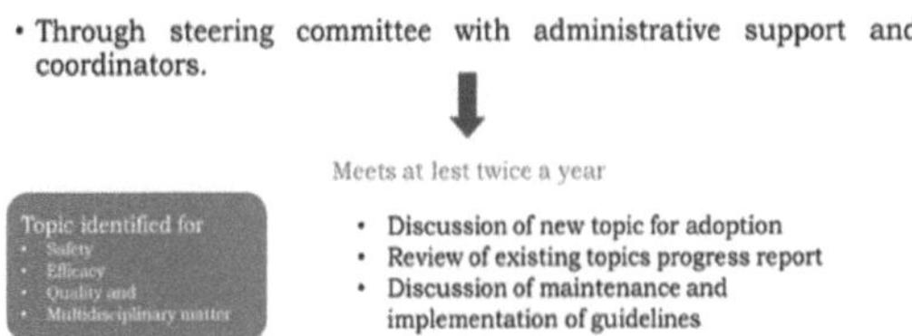

ALGUNS CÓDIGOS DE TÓPICOS IMPORTANTES

E1: População alargada para avaliar a segurança clínica de um medicamento destinado ao tratamento a longo prazo de uma doença que não é a vida.

E2A: Gestão da Segurança Clínica: Definições e normas para a comunicação expedita.

E2B (R2): Manutenção da gestão de dados de segurança clínica, incluindo elementos de dados para a transmissão de relatórios de segurança de casos individuais.

E2B (R3): Gestão de dados de segurança clínica: Elemento de dados para a transmissão de relatórios de segurança de casos individuais.

E2C (R1): Gestão de dados de segurança clínica: relatórios periódicos de atualização de segurança para medicamentos comercializados.

E2C (R2): Relatório periódico de avaliação benefício-risco.

E2D: Gestão de dados de segurança pós-aprovação: Definições e normas para a comunicação expedita.

E2E: Planeamento da farmacovigilância

E2F: Relatório de atualização da segurança do desenvolvimento.

CAPÍTULO 6
REACÇÃO ADVERSA A MEDICAMENTOS

Uma reação adversa a medicamentos (RAM) é uma resposta nociva e não intencional a um medicamento. Neste contexto, entende-se por reação o facto de existir, pelo menos, uma possibilidade razoável de relação causal entre um medicamento e um acontecimento adverso. As reacções adversas podem resultar da utilização do medicamento dentro ou fora dos termos da autorização de introdução no mercado ou da exposição profissional. As condições de utilização fora da autorização de introdução no mercado incluem a utilização não contemplada na rotulagem, a sobredosagem, a utilização incorrecta, o abuso e os erros de medicação. A reação pode ser um efeito secundário conhecido do medicamento ou pode ser nova e não reconhecida anteriormente.

CLASSIFICAÇÃO DAS REACÇÕES ADVERSAS A MEDICAMENTOS

As reacções adversas a medicamentos são frequentemente classificadas como reacções de "tipo A" e de "tipo B". Uma versão alargada deste sistema de classificação é apresentada aqui:

• **Reacções de tipo A**

As reacções de tipo A (aumentadas) resultam de um exagero das acções farmacológicas normais de um medicamento quando administrado na dose terapêutica habitual e são normalmente dependentes da dose. Os exemplos incluem depressão respiratória com opióides ou hemorragia com varfarina. As reacções de tipo A também incluem as que não estão diretamente relacionadas com a ação farmacológica desejada do medicamento, por exemplo, a boca seca que está associada aos antidepressivos tricíclicos

• **Reacções de tipo B**

As reacções do tipo B (bizarras) são respostas novas que não são esperadas das acções farmacológicas conhecidas do medicamento. Estas reacções são menos comuns e, por isso, só podem ser descobertas pela primeira vez depois de o medicamento já ter sido fabricado disponíveis para utilização geral. Os exemplos incluem anafilaxia com penicilina ou erupções cutâneas com antibióticos.

• **Reacções de tipo C**

As reacções do tipo C, ou "contínuas", persistem durante um período de tempo relativamente longo. Um exemplo é a osteonecrose do maxilar com bifosfonatos.

• **Reacções de tipo D**

As reacções do tipo D, ou "retardadas", tornam-se aparentes algum tempo após a utilização de um medicamento. O momento em que ocorrem pode tornar mais difícil a sua deteção. Um exemplo é a leucopénia, que pode ocorrer até seis semanas após uma dose de lomustina.

• **Reacções de tipo E**

As reacções de tipo E, ou de "fim de utilização", estão associadas à retirada de um medicamento. Um exemplo é a insónia, a ansiedade e as perturbações da perceção após a retirada das benzodiazepinas.

RECONHECIMENTO DE REACÇÕES ADVERSAS A MEDICAMENTOS

Historial clínico e medicamentoso

É necessária uma história clínica pormenorizada para identificar uma RAM e a sua gravidade. É particularmente importante determinar se o doente teve uma reação que suscita preocupação significativa. As perguntas abertas simples a fazer incluem, mas não se limitam a:

• Nas suas próprias palavras, que reação teve?

• Consegue estimar quando é que a reação começou? Quando é que se resolveu?

• O que fez ou que medicamentos tomou para tratar a sua reação?

• Que tipo de reacções a medicamentos teve no passado?

É também importante obter um historial preciso da medicação. As questões a considerar incluem, entre outras, as seguintes

• Que medicamentos está a tomar?

• Quanto tempo após a administração de um medicamento se desenvolveu a reação?

• Qual(is) é(são) a(s) indicação(ões) de cada medicamento?

• Qual a dosagem prescrita e se houve alguma alteração recente na dosagem?

• Já utilizou o(s) medicamento(s) anteriormente?

• Tem antecedentes de reação ao medicamento ou a medicamentos similares?

A história da medicação deve ser obtida da(s) fonte(s) mais fiável(eis). Muitas vezes, os doentes são historiadores pouco fiáveis ou incapazes de fornecer a história devido a doença. Assim, os membros devem considerar a utilização de várias fontes. Para além do doente, um historial de medicação pode ser obtido diretamente de um prestador de cuidados, da farmácia preferida do doente, da documentação no registo médico eletrónico ou de uma combinação destas fontes. Tenha cuidado ao confiar em "listas de medicamentos" estáticas, uma vez que estas estão frequentemente desactualizadas e podem não avaliar a automedicação, a utilização de suplementos ou alterações recentes. Considere a possibilidade de contratar um farmacêutico, enfermeiro ou outro profissional de saúde com formação específica em história clínica, se tal não implicar um atraso significativo na obtenção da história clínica.

ASSOCIAÇÃO TEMPORAL

Os médicos devem investigar a(s) associação(ões) temporal(ais) entre o(s) medicamento(s) administrado(s) e a reação. Devem também utilizar a literatura disponível para ajudar a determinar a probabilidade de o medicamento causar a reação.

ALGORITMOS DE DIAGNÓSTICO

Quando o diagnóstico de uma RAM é duvidoso, podem ser utilizados vários auxiliares de decisão e algoritmos. As ferramentas disponíveis incluem o algoritmo de Naranjo, o algoritmo de Begaud, o algoritmo de Yale, o algoritmo de Jones, o algoritmo de Karch, o ADRAC, o WHO-UMC16 e o algoritmo de abordagem quantitativa. O algoritmo de Naranjo utiliza um sistema de pontuação para indicar a probabilidade de uma RAM. Uma pontuação de ≥ 9 indica fortemente uma RAM. Uma pontuação de 5 a 8 indica uma ADR provável, enquanto uma pontuação de 1 a 4 indica uma ADR possível. Uma pontuação de 0 indica que uma RAM é duvidosa. Embora estes algoritmos possam ajudar a avaliar a causalidade das RAM, não podem provar ou refutar essa associação.

TESTES DE DIAGNÓSTICO

Apesar da avaliação detalhada e da utilização dos algoritmos, pode ser difícil identificar se a reação está relacionada com um medicamento. Nesses casos, a realização de testes de diagnóstico adicionais pode ajudar a determinar o diagnóstico de RAM.

1. A triptase é uma peptidase libertada por mastócitos e basófilos que também pode estar elevada em doentes com mastocitose sistémica e outras neoplasias mielóides. Os níveis de triptase podem estar elevados após reacções de

hipersensibilidade do tipo I mediadas por IgE; no entanto, níveis normais não excluem o diagnóstico. Após uma anafilaxia, os níveis de triptase também podem estar elevados. Devem ser obtidos 1 a 3 horas após a anafilaxia para diagnosticar a doença. Como as pessoas têm níveis basais variáveis de triptase sérica, é essencial recolher amostras em série para confirmar uma verdadeira elevação. Por exemplo, num doente com caraterísticas de anafilaxia, um nível de triptase "normal" pode diagnosticar anafilaxia se o nível basal de triptase do doente for inferior ao normal.

2. Os níveis de histamina também podem estar elevados após reacções de hipersensibilidade do tipo I mediadas por IgE. A sensibilidade dos níveis de histamina é superior à sensibilidade da triptase, mas a sua fiabilidade é questionável, uma vez que os níveis de histamina só estão elevados durante um curto período de tempo após a própria reação.

3. Os testes cutâneos intradérmicos podem detetar reacções de hipersensibilidade do tipo I mediadas por IgE a um medicamento. O teste é efectuado através da administração de uma concentração não irritante do medicamento suspeito no espaço intradérmico. Uma resposta de pápula e erupção cutânea nos 15 a 20 minutos após a administração indica uma reação relevante.

4. O teste do adesivo é utilizado para testar reacções de hipersensibilidade do tipo IV mediadas por células T. Um adesivo contendo uma concentração pré-especificada de um medicamento culpado é aplicado numa pequena área da pele sob oclusão durante 48 horas. O local é examinado 48 a 96 horas após a colocação para verificar o desenvolvimento de uma reação.

5. O teste intradérmico com leitura retardada também testa as reacções de hipersensibilidade do tipo IV mediadas por células T. Este teste é utilizado para as mesmas indicações que o teste de adesivo, mas é mais sensível. Uma concentração de fármaco não irritante é administrada por via intradérmica e o

local é examinado 24 a 48 horas depois para verificar a reação.

6. Se os testes cutâneos não forem diagnósticos ou se houver uma necessidade clínica de utilizar um medicamento suspeito de causar RAM no futuro, pode ser considerada uma prova de provocação. Este teste não deve ser efectuado num doente com uma resposta alérgica em qualquer teste prévio de alergia a medicamentos. O teste de provocação deve ser realizado sob supervisão rigorosa devido ao risco de precipitar a reação. Num teste de provocação, o doente é sujeito a uma exposição gradual ao medicamento por via oral, subcutânea, intravenosa ou numa combinação de vias. Em geral, o teste de provocação deve ser considerado apenas em reacções mediadas por IgE e não é recomendado em doentes que tenham tido reacções do tipo II, III ou IV (por exemplo, TEN, SJS, DRESS, AGEP, etc.).

NOTIFICAÇÃO DE REACÇÕES ADVERSAS A MEDICAMENTOS

O doente e os membros da equipa multidisciplinar de cuidados de saúde devem estar vigilantes na observação e identificação de RAM. Algumas das formas pelas quais os doentes e os prestadores de cuidados de saúde podem prevenir as RAM incluem:

• Revisão do historial médico

A obtenção de uma história clínica pormenorizada é crucial para identificar quaisquer alergias a medicamentos ou RAM anteriores. A família do doente e outras pessoas envolvidas nos seus cuidados também podem fornecer informações úteis. O envolvimento de profissionais especificamente treinados para recolher histórias de medicação e alergias, como os farmacêuticos, também irá melhorar os resultados dos doentes.

• Documentação atempada e exacta das alergias

Uma vez identificadas, as alergias a medicamentos e uma descrição pormenorizada do tipo e da gravidade da RAM devem ser imediata e corretamente documentadas no registo médico, de modo a informar os cuidados futuros. Devem ser envidados esforços para garantir que as alergias a medicamentos sejam do conhecimento dos prestadores de cuidados de saúde e dos profissionais de saúde que participam nos cuidados do doente. As informações complementares relativas às alergias devem ser documentadas sempre que necessário para orientar os cuidados futuros (por exemplo, no caso de uma alergia à penicilina mediada por IgE bem documentada, a documentação da tolerância às cefalosporinas orientará a prescrição futura de antibióticos).

• Utilização correta da medicação

Os medicamentos só devem ser utilizados quando necessário e para as indicações corretas. Por exemplo, evitar a utilização de antibióticos para uma infeção viral confirmada minimizará as RAM relacionadas com antibióticos. Além disso, a adaptação das dosagens dos medicamentos a cada doente com base em factores como a indicação, a idade, a depuração da creatinina, a função renal e hepática e os atributos genéticos ajuda a atenuar as reacções adversas. Por último, incentivar os doentes a respeitarem as instruções de utilização dos medicamentos minimiza a ocorrência de RAM.

• Identificação precoce de ADR

É essencial a interrupção rápida de um medicamento culpado ao primeiro sinal de uma RAM grave. Se a RAM for ligeira e for necessário continuar a tomar o medicamento responsável, pode considerar-se a modificação da dosagem com um controlo rigoroso do agravamento da RAM.

• Evitar as interações medicamentosas

Identificar e evitar potenciais interações medicamentosas reduzirá o risco de RAM. As interações medicamentosas propagam ou atenuam o efeito dos medicamentos, alterando a sua absorção, distribuição, metabolismo ou excreção. Os farmacêuticos têm formação adequada para identificar interações medicamentosas e podem ajudar os doentes a evitá-las em todas as fases dos cuidados médicos.

• Informações específicas do paciente

Fornecer informações aos doentes que detalhem as potenciais RAM e os seus riscos permite-lhes ser vigilantes e proactivos na comunicação de problemas ou reacções à equipa de cuidados de saúde. Além disso, educar os doentes em risco de anafilaxia sobre a utilização correta das injecções de epinefrina garante que estão preparados para um tratamento de emergência.

• Encaminhamento para cuidados especializados

Os doentes com casos suspeitos ou confirmados de anafilaxia devem ser encaminhados para especialistas em alergias para tratamento, a fim de evitar futuras RAM.

• Apresentação de relatórios às agências reguladoras

Os requisitos de notificação de RAM podem variar consoante a instituição ou o contexto de prática. Muitos locais de prestação de cuidados de saúde são obrigados por organismos de acreditação ou regulamentares, como os Centers for Medicare and Medicaid Services, a ter políticas e procedimentos em vigor para prevenir e comunicar RAM. Em geral, é uma boa prática que os membros da equipa de cuidados de saúde comuniquem prontamente as RAM. Deve ser dada especial atenção a acontecimentos graves que conduzam à morte, situações de risco de vida, incapacidade persistente e anomalias congénitas. No caso de medicamentos recentemente comercializados, a FDA incentiva a notificação de todos os eventos adversos. As RAM podem ser notificadas à FDA através do sistema de notificação voluntária MedWatch [MedWatch]. Cerca de 1% das RAM graves e inesperadas são notificadas à FDA. A subnotificação atrasa significativamente a divulgação de informações críticas sobre essas reacções, o que pode impedir a sensibilização atempada e as intervenções necessárias.

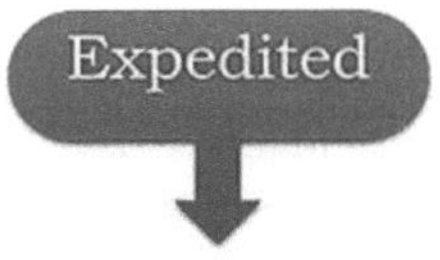

More quickly response/Accelerate the process

* Todas as reacções adversas a medicamentos (RAM) que sejam graves e inesperadas são objeto de uma notificação rápida.

* Todos os casos individuais detectados durante os ensaios clínicos ou os relatórios de segurança de casos individuais devem ser apresentados às autoridades reguladoras no prazo de 15 a 90 dias.

* O observador preencheu um formulário para este processo, conhecido como SUSAR (Suspected Unexpected Serious Adverse Reaction) nos ensaios clínicos

NOTIFICAÇÃO ACELERADA DE ADR GRAVE

* Relato de fontes espontâneas e de qualquer tipo de investigação clínica e epidemiológica, independentemente da finalidade do projeto.

* O promotor ou os fabricantes comunicam os dados adequados (grave, severo e causal) à autoridade competente.

REACÇÃO ADVERSA INESPERADA A UM MEDICAMENTO

* Cuja natureza ou gravidade não é coerente com as informações aplicáveis ao produto.

Alguns protocolos de comunicação são;

• Brochura do investigador de uma empresa sobre o medicamento que não está aprovado para comercialização no país.

• Investigar a secção III F e as orientações da CIH na Brochura do Investigador da empresa.

• Estudar cuidadosamente o relatório que acrescenta informações significativas sobre um acontecimento específico, esperado ou inesperado.

RELATÓRIOS DE ESTUDOS DE CASOS INDIVIDUAIS (ICSR)

• O ICSR é definido como um relatório de evento adverso para um paciente individual e é também uma fonte de dados na farmacovigilância.

• Contém o relatório ADR dos voluntários individuais nos ensaios clínicos.

• Manter o nível individual do relatório na base de dados da OMS.

COMPONENTE DO ICSR

1. Um doente identificável

2. Um relatório identificável

3. Medicamento suscetível

4. Um acontecimento adverso

FONTES DE RELATÓRIOS DE SEGURANÇA DE CASOS INDIVIDUAIS

1. FONTE NÃO SOLICITADA

a) Relatórios espontâneos

b) Literatura

c) Internet

d) Outra fonte

Relatórios espontâneos

- Uma notificação espontânea é uma comunicação não solicitada por um profissional de saúde ou um consumidor a uma empresa, autoridade reguladora ou outra organização (por exemplo, OMS, Centro Regional, Centro de Controlo de Intoxicações) que descreve uma ou mais reacções adversas a medicamentos num doente a quem foi administrado um ou mais medicamentos e que não decorre de um estudo ou de qualquer esquema organizado de recolha de dados.

Literatura

- Trata-se de dados específicos sobre os relatórios que contêm revisões sistemáticas da literatura e bases de dados de referência para uma determinada doença ou medicamento na população mundial.

As informações partilhadas por diferentes revistas locais ou internacionais.

Internet

• É a maior plataforma de recolha de informações sobre reacções adversas a medicamentos.

• Existem vários sítios Web oficiais que apresentam os dados corretos sobre os ADR.

Outra fonte de dados

• Fontes não médicas como NOTÍCIAS, meios de comunicação social, etc.
• Este tipo de relatório tem alguns critérios para a sua aplicação.

2. FONTE SOLICITADA

• Estes tipos de dados derivam de sistemas de recolha de confiança, que são organizados por vários ensaios clínicos para o bem-estar das pessoas e programas de pós-aprovação.

3. ACORDO CONTRATUAL RELATIVO AOS DADOS

• Neste tipo de dados, é necessário um contacto entre duas das empresas que podem comercializar o mesmo produto nos mesmos países ou em regiões diferentes.

• O principal objetivo deste tipo de acordos é evitar a duplicação de relatórios e fornecer relatórios efectivos às autoridades reguladoras.

4. FONTES DA AUTORIDADE REGULADORA

• Todos os relatórios e reacções adversas graves ou inesperadas são apresentados pelos titulares de autorizações de introdução no mercado (TAIM) diretamente às autoridades reguladoras.

• As autoridades reguladoras desempenham um papel importante na seleção dos relatórios fornecidos pelo Titular da AIM.

INFORMAÇÕES IMPORTANTES PARA EFECTUAR UM RCIIS VÁLIDO

1. Informações administrativas

a) País

b) Tipo de relatório

c) Qualificação do repórter

d) Referência bibliográfica

2. Informação ao doente

a) Idade do doente

b) Sexo

c) Histórico médico do paciente

d) Gravidade do acontecimento

e) Informações sobre o óbito

f) Informações sobre pais e filhos

3. Informações sobre a reação

a) Originalidade do acontecimento ou da reação

b) Data de anulação da reação

c) Gravidade ou resultados da reação

d) Testes ou resultados laboratoriais

4. Informações ou historial dos medicamentos (esta etapa inclui uma descrição completa dos medicamentos utilizados pelo doente, com a sua caraterização, nome comercial, data de início e fim da utilização dos medicamentos)

a) Informação sobre medicamentos com dados administrativos
b) Tempo de início do medicamento
c) Indicação da dose
d) Desafios e re-desafios da droga

APRESENTAÇÃO DAS ICSR'S

- Após a colaboração com vários centros nacionais e de farmacovigilância, é enviado por meios electrónicos a partir de qualquer parte do mundo.

- Para a apresentação do relatório do ICSR, o critério é indicado no sítio oficial da FDA www.fda.gov.

CAPÍTULO 8
RELATÓRIOS PERIÓDICOS ACTUALIZADOS DE SEGURANÇA (PSUR)

• Os documentos de PV que são gerados para fornecer uma avaliação da relação risco-benefício (comparação entre os riscos de uma situação e os seus benefícios) de um produto médico para apresentação pelo titular da autorização de introdução no mercado em momentos definidos durante a fase pós-autorização.

• Um PUSR também pode conter informações emergentes de novos sinais e risco potencial de um medicamento.

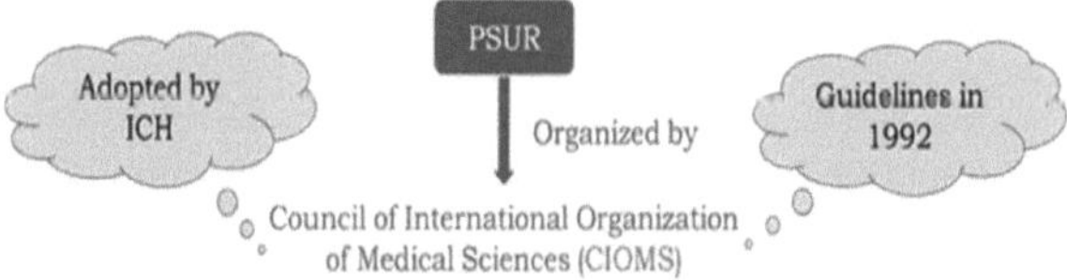

OBJECTIVO

• Resume as novas informações de segurança relevantes que podem afetar o perfil de risco-benefício.

• Examinar se as novas informações estão de acordo com os conhecimentos anteriores sobre o perfil de risco dos benefícios.

• Resume a eficácia e a efetividade.

PRINCÍPIO GERAL

• Um relatório para o produto que contém uma substância ativa autorizado a um titular de autorização de introdução no mercado (TAIM).

Allows the holder to market a specific medicinal product

CONTEÚDO DO PSUR

• Os PSUR contêm informações exclusivas, pelo que a página de rosto deve conter uma declaração sobre a confidencialidade dos dados e das conclusões incluídas no relatório.

• Resumo executivo

O sumário executivo deve consistir numa breve panorâmica que forneça ao leitor uma descrição das informações mais importantes.

• Introdução

A introdução contextualiza o relatório, descrevendo os produtos/formulações incluídos e excluídos, descrevendo a farmacologia do produto, as suas indicações (tanto comercializadas como em ensaios clínicos)

• Estatuto de Autorização de Introdução no Mercado a nível mundial

O PSUR deve incluir um resumo da situação da autorização de introdução no mercado a nível mundial

• Atualização sobre as acções da autoridade reguladora ou da Mah tomadas por razões de segurança

A atualização das medidas tomadas pela autoridade reguladora ou pelo Titular da AIM por razões de segurança refere-se à autorização de introdução no mercado, retirada ou suspensão; não obtenção da renovação da autorização de introdução no mercado; restrições à distribuição; suspensão de ensaios clínicos; modificação da dosagem/alterações da formulação e alterações na população-alvo ou nas indicações.

• Alterações nas informações de segurança de referência

A secção relativa às alterações nas informações de segurança de referência
refere-se a alterações na CCSI (informações de segurança essenciais da
empresa). A CCDS (ficha de dados fundamentais da empresa), que incorpora a
CCSI, deve ser incluída como apêndice.

• Exposição do doente

A exposição dos doentes refere-se tanto à exposição no mercado como aos
ensaios clínicos (se relevante). As estimativas da exposição dos doentes a
medicamentos comercializados baseiam-se frequentemente em aproximações
grosseiras de dados ou volumes de vendas internos ou adquiridos.

• Apresentação de histórias de casos individuais

1. Não existem orientações específicas no E2C (descrever o formato, o conteúdo
e o calendário de um relatório periódico de avaliação benefício-risco) sobre a
apresentação de histórias de casos individuais, mas uma vez que não é prático
apresentar todos os relatórios de casos para o período de referência, deve ser
dada uma breve descrição dos critérios utilizados para selecionar os casos a
apresentar.

2. Esta secção do PSUR deve conter uma descrição e uma análise de casos
selecionados, incluindo casos mortais, que apresentem informações de
segurança novas e relevantes e que sejam agrupados por rubricas relevantes do
ponto de vista médico

• Estudos de conteúdo PSUR

Os estudos referem-se apenas aos estudos patrocinados pela empresa e aos
estudos de segurança publicados, incluindo estudos epidemiológicos, que
produzem resultados com potencial impacto na informação sobre a segurança
dos produtos.

• Outras informações

1. Outras informações podem incluir programas de gestão de riscos que o Titular da AIM tenha posto em prática e/ou um relatório de análise benefício-risco.

2. Se essa análise tiver sido efectuada separadamente, deve ser incluído nesta secção um resumo da mesma.

3. Esta secção pode também incluir informações importantes recebidas após o DLP (ponto de bloqueio de dados).

• Avaliação global da segurança

✓ A avaliação global da segurança deve destacar as novas informações sobre RAM graves e não graves não incluídas na lista. Se não existirem novas questões de segurança, este facto deve ser indicado com uma nota de que a informação está de acordo com o perfil de segurança estabelecido. Esta secção deve também analisar as notificações de

• interações medicamentosas
• overdose: deliberada ou acidental e tratamento
• abuso ou utilização indevida
• gravidez ou lactação: experiências positivas e negativas
• grupos especiais de doentes (por exemplo, crianças, idosos, deficientes orgânicos)
• efeitos do tratamento a longo prazo

CONCLUSÃO

• A conclusão deve indicar os dados de segurança que não estão de acordo com a experiência anterior e/ou com a ETIC e especificar e justificar as acções recomendadas ou iniciadas.

CAPÍTULO 9
RELATÓRIO ACELERADO PÓS-APROVAÇÃO

• De acordo com as diretrizes de boas práticas de farmacovigilância, todas as RAM graves e não graves são objeto de notificação rápida.

• Por vezes, muitas RAM surgiram após a fase de aprovação, pelo que é da responsabilidade do titular da AIM fornecer às autoridades reguladoras informações sobre estas reacções.

NORMA DE COMUNICAÇÃO EXPEDITA

• É fácil escolher o relatório correto e também é fácil distinguir o relatório inesperado do relatório acelerado.

1. RAM graves

• A alegada notificação grave é avaliada pelo profissional de saúde e pelo Titular da AIM, que decide se o caso é grave ou não. Se for real, diz-se que se trata de RAM.

2. Observação relacionada com o produto

• De acordo com as diretrizes do GVP, o estudo da segurança ou da eficácia dos medicamentos produz diferentes dados estatísticos durante os estudos clínicos, que são úteis na avaliação do risco-benefício.

• Os medicamentos utilizados nos ensaios clínicos que apresentem qualquer risco de vida durante os estudos podem ser imediatamente comunicados às autoridades reguladoras, de modo a salvar a vida das pessoas.

3. Falta de eficácia

• Um medicamento que não é capaz de produzir o seu efeito de forma eficaz.

61

• Se o medicamento ou produto for detectado como não sendo eficaz, deve ser discutido brevemente nos relatórios periódicos de segurança.

4. Sobredosagem

• A sobredosagem produz doenças graves, pelo que está incluída na lista de relatórios expeditos.

• As autoridades reguladoras vigiam os possíveis resultados de um medicamento.

PRAZOS DE COMUNICAÇÃO

Em geral, a notificação rápida de RAM graves e inesperadas refere-se a 15 dias de calendário. Os prazos para outros tipos de notificação variam consoante os países.

CRITÉRIOS MÍNIMOS DE NOTIFICAÇÃO

Os elementos de dados mínimos exigidos para um caso de RAM são: um notificador identificável, um paciente identificável, uma reação adversa e um produto suspeito. A falta de qualquer um destes quatro elementos significa que o caso está incompleto; no entanto, espera-se que os titulares de AIM exerçam a devida diligência para recolher os elementos de dados em falta. Recomenda-se que seja recolhida a maior quantidade possível de informação aquando da primeira comunicação inicial.

HORA RELÓGIO PONTO DE PARTIDA

O prazo de notificação regulamentar (em dias de calendário) começa a contar na data em que qualquer funcionário do Titular da AIM recebe pela primeira vez uma notificação de caso que preenche os critérios mínimos e os critérios de notificação acelerada. Em geral, esta data deve ser considerada como o dia 0. Quando são recebidas informações adicionais clinicamente significativas para um caso previamente notificado, o prazo regulamentar de notificação começa novamente a contar para a apresentação do relatório de seguimento.

ADRS NÃO SÉRIOS

Os casos de RAM não graves não são normalmente notificáveis numa base expedita. As notificações espontâneas de RAM não graves devem ser comunicadas no relatório periódico atualizado de segurança.

BOAS PRÁTICAS DE GESTÃO DE PROCESSOS

A existência de informações exactas, completas e de boa-fé é muito importante para os titulares de AIM e para as agências reguladoras que identificam e avaliam as notificações de RAM. Ambos são confrontados com a tarefa de adquirir informação suficiente para ajudar a garantir que os relatórios são autênticos, exactos, tão completos quanto possível e não duplicados.

1. AVALIAÇÃO DA IDENTIFICABILIDADE DO DOENTE E DO DECLARANTE

A identificação do doente e do declarante é necessária para evitar a duplicação de casos, detetar fraudes e facilitar o acompanhamento dos casos adequados. O termo identificável, neste contexto, refere-se à verificação da existência de um doente e de um declarante. Um ou mais dos seguintes elementos qualificam automaticamente um doente como identificável: idade (ou categoria de idade, por exemplo, adolescente, adulto, idoso), sexo, iniciais, data de nascimento, nome ou número de identificação do doente. Além disso, no caso de relatos em segunda mão, devem ser feitos todos os esforços para verificar a fonte do relato. Todas as partes que fornecem informações sobre o caso (ou que são abordadas para obter informações sobre o caso) estão sujeitas à noção de identificabilidade: não só o notificador inicial (o contacto inicial para o caso), mas também outras pessoas que fornecem informações. Na ausência de descritores qualificativos, um relatório que se refira a um número definido de doentes não deve ser considerado como um caso até que os quatro critérios mínimos para a notificação de casos sejam cumpridos. Por exemplo, "Dois doentes experimentaram...." ou "alguns doentes experimentaram" devem ser seguidos para obter informações identificáveis do doente antes da notificação regulamentar.

2. O PAPEL DAS NARRATIVAS

O objetivo da narrativa é resumir todas as informações clínicas e afins relevantes, incluindo as caraterísticas do doente, os pormenores da terapêutica, a história clínica, a evolução clínica do(s) acontecimento(s), o diagnóstico e a(s) RAM (incluindo o resultado, as provas laboratoriais e quaisquer outras informações que apoiem ou refutem uma RAM). A narrativa deve servir como uma "história médica" abrangente e autónoma. A informação deve ser apresentada numa sequência temporal lógica; idealmente, deve ser apresentada na cronologia da experiência do doente e não na cronologia em que a informação foi recebida. Nos relatórios de acompanhamento, as novas informações devem ser claramente identificadas. As abreviaturas e os acrónimos devem ser evitados, com a possível exceção dos parâmetros e unidades laboratoriais. Devem ser incluídas no relatório informações essenciais provenientes de registos suplementares, devendo a sua disponibilidade ser mencionada na narrativa e fornecida a pedido. Quaisquer resultados de autópsias ou outros resultados post-mortem (incluindo um relatório do médico legista) também devem ser fornecidos quando disponíveis, se permitido pelas leis locais de proteção da privacidade. Os termos da narrativa devem ser reflectidos com precisão através de uma codificação adequada.

3. AVALIAÇÃO DE CASO ÚNICO

O objetivo de uma revisão médica cuidadosa é garantir a interpretação correta da informação médica. Independentemente da fonte de um relatório de RAM, o destinatário deve analisar cuidadosamente o relatório para verificar a qualidade e a integridade das informações médicas. Isto deve incluir, mas não se limita a, considerar o seguinte:

• É possível um diagnóstico?

• Foram efectuados os respectivos procedimentos de diagnóstico?

• Foram consideradas causas alternativas para a(s) reação(ões)?

• Que informações adicionais são necessárias? Os termos ADR devem ser utilizados de forma coerente e de acordo com as normas recomendadas para o diagnóstico. O relatório deve incluir o termo literal, que cita o relator.

• O pessoal que recebe os relatórios deve apresentar um relatório imparcial e não filtrado das informações fornecidas pelo repórter. Embora o destinatário do relatório seja encorajado a interrogar ativamente o relator para obter um relato o mais completo possível, as inferências e imputações devem ser evitadas na apresentação do relatório. No entanto, as avaliações claramente identificadas pelo Titular da AIM são consideradas aceitáveis e, para algumas autoridades, obrigatórias. A promoção de uma boa comunicação sobre as informações médicas com o declarante contribuirá para melhorar a qualidade da documentação do caso. Quando um caso é relatado por um consumidor, a sua descrição do acontecimento deve ser mantida, embora também se deva procurar e incluir informações confirmatórias ou adicionais de quaisquer profissionais de saúde relevantes. Idealmente, a informação suplementar deve ser obtida junto do profissional de saúde diretamente envolvido nos cuidados ao doente.

4. INFORMAÇÕES DE ACOMPANHAMENTO

As informações relativas aos processos de ADR, quando são recebidas pela primeira vez, são geralmente incompletas. O ideal seria dispor de informações completas sobre todos os casos, mas, na prática, devem ser feitos esforços para obter informações adicionais sobre relatórios selecionados (ver anexo). Em qualquer esquema para otimizar o valor do acompanhamento, a primeira consideração deve ser a atribuição de prioridade aos relatórios de casos por importância. A prioridade do acompanhamento deve ser a seguinte: casos 1) graves e inesperados, 2) graves e esperados, e 3) não graves e inesperados. Para além da gravidade e da previsibilidade como critérios, os casos "de interesse especial" também merecem uma atenção acrescida como prioridade elevada (por exemplo, RAM sob vigilância ativa a pedido das entidades reguladoras), bem como quaisquer casos que possam conduzir a uma decisão de alteração da rotulagem. Devem ser obtidas informações de acompanhamento, através de uma chamada telefónica e/ou visita ao local e/ou através de um pedido por escrito. Os esforços devem ser orientados no sentido de otimizar as possibilidades de obter novas informações. Sempre que possível, deve obter-se uma confirmação escrita dos pormenores fornecidos verbalmente. Em circunstâncias excepcionais, uma autoridade reguladora poderá ajudar o titular da AIM a obter dados de acompanhamento, caso os pedidos de informação tenham sido recusados pelo declarante. A empresa deve fornecer perguntas específicas que gostaria de ver respondidas. A fim de facilitar a recolha de informações clinicamente relevantes e completas, recomenda-se a utilização de um questionário específico, de preferência aquando da notificação inicial. Idealmente, os profissionais de saúde com formação aprofundada em farmacovigilância e conhecimentos terapêuticos devem estar envolvidos na recolha e no acompanhamento direto dos casos notificados (especialmente os de importância médica). No caso de RAM graves, é importante continuar o acompanhamento e comunicar novas informações até que o resultado tenha sido estabelecido ou a condição esteja estabilizada. O tempo de acompanhamento desses casos requer discernimento. Os Titulares de AIM devem colaborar no acompanhamento se houver suspeita de que mais de um medicamento do Titular de AIM seja o agente causal de um caso. É importante que, no momento da notificação original, sejam recolhidos e mantidos detalhes suficientes sobre o paciente e o relator para permitir investigações futuras, dentro dos limites impostos pela legislação local sobre privacidade de dados.

5. ACOMPANHAMENTO RELACIONADO COM A EXPOSIÇÃO DURANTE A GRAVIDEZ

Espera-se que os titulares de AIM acompanhem todas as notificações, provenientes de profissionais de saúde ou consumidores, de gravidezes em que o embrião/feto possa ter sido exposto a um dos seus medicamentos. Quando uma substância ativa, ou um dos seus metabolitos, tem uma semi-vida longa, este facto deve ser tido em conta ao considerar se um feto pode ter sido exposto (ou seja, devem ser considerados os medicamentos tomados antes do período gestacional). Se uma gravidez tiver um resultado anormal que o notificador considere poder dever-se ao medicamento, esse facto deve ser tratado como uma notificação urgente, se estiverem preenchidos os critérios para essa notificação.

CRITÉRIOS PARA A APRESENTAÇÃO DE RELATÓRIOS EXPEDITOS

• São necessários alguns passos para a seleção de um relatório expedito.

1. Um repórter identificável
2. Um doente identificável
3. Um ADR

4. Um produto suspeito

COMO RELATAR

• Os formulários estão disponíveis no sítio oficial do CIOMS (Council for international organization of medical sciences).

• O dicionário médico para a atividade regulamentar (MedDRA) é utilizado para a codificação da informação médica.

• Atualmente, a apresentação eletrónica está disponível para apresentar os relatórios.

REFERÊNCIA

1. Safety of Medicines, A guide to detecting and reporting adverse drug reactions. Organização Mundial de Saúde (OMS) Genebra 2002.

2. Safety Monitoring of Medicinal Products, Guidelines for setting up and running a Pharmacovigilance Centre. Centro de Monitorização de Uppsala (UMC), Centro de Colaboração da OMS para a Monitorização Internacional de Medicamentos, 2000.

3. VOLUME 9A - das Regras que regem os medicamentos na União Europeia - Diretrizes sobre Farmacovigilância para os Medicamentos para Uso Humano, (EMEA) 2008.

4. ICH Topic E2E Pharmacovigilance Planning (Pvp), Agência Europeia de Medicamentos, junho de 2005.

5. Tópico E2D da CIH, Definições e normas para a comunicação expedita, novembro de 2003.

6. Good Pharmacovigilance Practices and Pharmacoepidemiologic Assessment, U.S. Department of Health and Human Services Food and Drug Administration, Center for Drug Evaluation and Research (CDER), Center for Biologics Evaluation and Research (CBER). março de 2005.

7. Pharmacovigilance guidance for countries participating in AMFm phase 1, consulta técnica conjunta OMS-MMV sobre monitorização ativa da farmacovigilância com especial incidência no AMFm, OMS, abril de 2009.

8. Procedure for the SFDA on the undertaking of Pharmacovigilance activities, Saudi Food and Drug Authority.

9. Guidelines for detecting and reporting adverse drug reactions (Egyptian Pharmacovigilance Center), 2010.

10. Diretrizes de farmacovigilância para reacções adversas a medicamentos (JFDA), 2010.

11. Lazarou J, Pomeranz BH, Corey PN. Incidence of adverse drug reactions in

hospitalized patients: a meta-analysis of prospective studies (Incidência de reacções adversas a medicamentos em doentes hospitalizados: uma meta-análise de estudos prospectivos). JAMA. 1998 Apr 15;279(15):1200-5.

12. Budnitz DS, Shehab N, Lovegrove MC, Geller AI, Lind JN, Pollock DA. Visitas ao departamento de emergência dos EUA atribuídas a danos de medicação, 2017-2019. JAMA. 2021 Oct 05;326(13):1299-1309.

13. Manasse HR. Medication use in an imperfect world: drug misadventuring as an issue of public policy, Part 1. Am J Hosp Pharm. 1989 May;46(5):929-44.

14. Monitorização internacional de medicamentos: o papel dos centros nacionais. Relatório de uma reunião da OMS. World Health Organ Tech Rep Ser. 1972;498:1-25.

15. Nebeker JR, Barach P, Samore MH. Clarifying adverse drug events: a clinician's guide to terminology, documentation, and reporting. Ann Intern Med. 2004 May 18;140(10):795-801.

16. Edwards IR, Aronson JK. Adverse drug reactions: definitions, diagnosis, and management (Reacções adversas a medicamentos: definições, diagnóstico e gestão). Lancet. 2000 Oct 07;356(9237):1255-9.

17. Karch FE, Lasagna L. Adverse drug reactions. A critical review. JAMA. 1975 Dec 22;234(12):1236-41.

18. Lee LM, Carias DC, Gosser R, Hannah A, Stephens S, Templeman WA. ASHP Guidelines on Adverse Drug Reaction Monitoring and Reporting (Diretrizes da ASHP sobre Monitorização e Comunicação de Reacções Adversas a Medicamentos). Am J Health Syst Pharm. 2022 Jan 01;79(1):e83-e89.

19. Coleman JJ, Pontefract SK. Reacções adversas a medicamentos. Clin Med (Lond). 2016 Oct;16(5):481-485.

20. Abbas M, Moussa M, Akel H. StatPearls. StatPearls Publishing; Treasure Island (FL): Jul 17, 2023. Reação de hipersensibilidade de tipo I.

21. Bajwa SF, Mohammed RH. StatPearls. StatPearls Publishing; Treasure

Island (FL): 4 de julho de 2023. Reação de hipersensibilidade de tipo II.

22. Usman N, Annamaraju P. StatPearls. StatPearls Publishing; Treasure Island (FL): 22 de maio de 2023. Reação de hipersensibilidade de tipo III.

23. Marwa K, Kondamudi NP. StatPearls [Internet]. StatPearls Publishing; Treasure Island (FL): Aug 12, 2023. Reação de hipersensibilidade de tipo IV.

24. Uetrecht J. Current trends in drug-induced autoimmunity (Tendências actuais na autoimunidade induzida por medicamentos). Autoimmun Rev. 2005 Jun;4(5):309-14.

25. Shiohara T, Mizukawa Y. Fixed drug eruption: a disease mediated by self-inflicted responses of intraepidermal T cells. Eur J Dermatol. 2007 May-Jun;17(3):201-8.

26. Mizukawa Y, Shiohara T. Fixed drug eruption: a prototypic disorder mediated by effector memory T cells. Curr Allergy Asthma Rep. 2009 Jan;9(1):71-7.

27. Ozkaya E. Erupção fixa provocada por medicamentos: estado da arte. J Dtsch Dermatol Ges. 2008 Mar;6(3):181-8.

28. McNeil BD, Pundir P, Meeker S, Han L, Undem BJ, Kulka M, Dong X. Identificação de um recetor específico de mastócitos crucial para reacções pseudo-alérgicas a medicamentos. Nature. 2015 Mar 12;519(7542):237- 41.

29. Martel TJ, Jamil RT, King KC. StatPearls. StatPearls Publishing; Treasure Island (FL): 25 de janeiro de 2023. Síndrome de rubor de vancomicina.

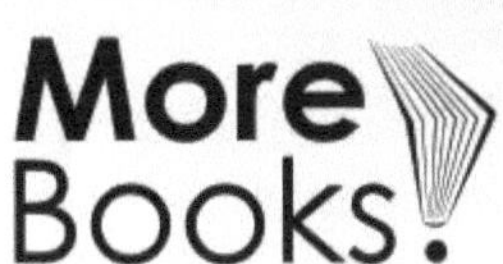

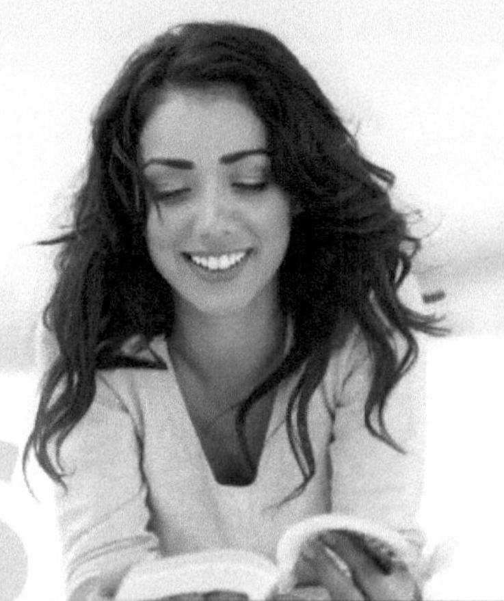

yes
I want morebooks!

Buy your books fast and straightforward online - at one of world's fastest growing online book stores! Environmentally sound due to Print-on-Demand technologies.

Buy your books online at
www.morebooks.shop

Compre os seus livros mais rápido e diretamente na internet, em uma das livrarias on-line com o maior crescimento no mundo! Produção que protege o meio ambiente através das tecnologias de impressão sob demanda.

Compre os seus livros on-line em
www.morebooks.shop

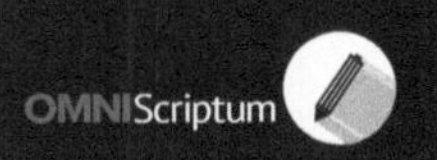

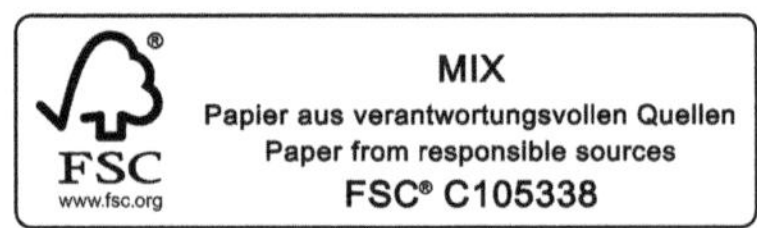

Printed by Books on Demand GmbH, Norderstedt / Germany